AF345257

dans le commerce jusqu'à 200 fr.
es peintres d'impression ne l'em-

obalt. — Cette couleur que la pein-
hénard, et qui porte aujourd'hui
commerce, a été obtenue par ce sa-
sphate de Cobalt (combinaison de
que et de Cobalt avec excès de cette
par la décomposition du *nitrate de*
ison de l'acide nitrique avec le Co-
du phosphate de soude (combi-
osphorique avec la soude); c'est
phosphate de Cobalt, qui, étant
mine, donne lieu à une couleur
pour pouvoir remplacer l'outre-
effet on le substitue aujourd'hui,

bord comment on obtient celui-ci, et voici le pro-
cede qu'il décrit pour cette préparation. On prend
une partie de la mine de chrome du département
du Var, on la pulvérise avec soin dans un mortier de fonte, et on la passe au tamis; ensuite, on la
mêle intimement avec un poids de nitre égal au sien
On introduit ce mélange dans un creuset que l'on
remplit aux trois quarts; on recouvre le creuset de son
couvercle; on le place dans un fourneau à réver-
bère, et on chauffe peu à peu, de manière à le faire
rougir fortement pendant au moins une demi-
heure.

La calcination étant convenablement faite, on retire le creuset du feu, on le laisse refroidir et l'on
traite par l'eau la matière jaune, poreuse et à demi
fondue, qu'il contient; pour cela, on brise le creus
et l'on en met les débris dans une casserole de cu

COLLECTION DE MANUELS,

FORMANT UNE ENCYCLOPÉDIE DES SCIENCES ET DES ARTS,

FORMAT IN-18.

Les suivans sont en vente.

Manuel d'Arpentage, ou Instruction sur cet art et celui de lever les plans, par M. Lacroix, membre de l'Institut. 1 vol. orné de planches. 2 fr. 50 c.

Manuel d'Arithmétique démontrée, par M. Collin. 6ᵉ édit. 1 vol. 2 fr. 50 c.

Manuel de l'Artificier, contenant les Élémens de la pyrotechnie civile et militaire; par A. D. Vergnaud, capitaine d'artillerie, et ancien élève de l'École Polytechnique. 1 vol. orné de planches. 3 fr.

Manuel d'Astronomie, par M. Bailly. 2 fr. 50 c.

Manuel Biographique, ou Dictionnaire historique abrégé des Grands Hommes, par M. Jacquelin. 2 gr. vol. 6 fr.

Manuel complet de Botanique, contenant les principes élémentaires de cette science; par M. Boitard, 1 vol. orné de planches. 3 fr. 50 c.

Manuel du Boulanger et du Meunier, par M. Dessables. 1 vol. 2 fr. 50 c.

Manuel du Brasseur, ou l'Art de faire toutes sortes de Bières, par M. Riffault. 1 vol. 2 fr. 50 c.

Manuel du Chamoiseur, Maroquinier, Peaussier et Parcheminier; par M. Dessables. 1 vol. orné de planches. 3 fr.

Manuel du Chasseur et des Gardes-Chasses, suivi d'un Traité sur la Pêche; par M. de Mersan. 1 vol. 3 fr.

Manuel de Chimie, par M. Riffault. 1 vol. 3 fr.

Manuel de Chimie amusante, par le même. 1 vol. 3 fr.

Manuel du Cuisinier et de la Cuisinière, par M. Cardelli. 1 vol. 2 fr. 50 c.

Manuel des Demoiselles, par madame Elisab. Celnart. 1 vol. orné de planches. 3 fr.

Manuel du Distillateur-Liquoriste, par M. Lebeaud, 1 vol. 3 fr.

Manuel du Fabricant de Draps, par M. Bonnet, ancien fabricant à Lodève. 1 vol. 3 fr.

Manuel du Fabricant de Sucre et du Raffineur; par MM. Blanchette et Zoéga. 1 vol. 3 fr.

Manuel des Gardes-Malades, par M. Morin. 1 vol. 2 fr. 50 c.

Le nouveau Géographe manuel, par M. Devilliers. 1 vol. orné de 7 cartes. 3 fr. 50 c.

Manuel des Habitans de la campagne. 1 vol. 2 fr. 50 c.

Manuel complet du Jardinier, dédié à M. Thouin; par M. Bailly. 2 vol. 5 fr.

Annuaire du Jardinier et de l'Agronome, pour 1826, par un Jardinier-agronome. 1 vol. in-18. 1 fr. 50 c.

Cet Annuaire paraîtra au 1ᵉʳ *janvier de chaque année; et tiendra au courant de toutes les Découvertes* le Manuel du Jardinier.

Manuel du Limonadier, du Confiseur et du Distillateur,

par M. Cardelli. 1 v. 2 fr. 50 c.
Manuel de la Maîtresse de maison, et de la Parfaite Ménagère, par mad. Gacon-Dufour.
1 vol. 2 fr. 50 c.
Manuel des Marchands de Bois et de Charbons, suivi de nouveaux Tarifs du Cubage des bois, etc.; par M. Marié de l'Isle.
1 vol. 3 fr.
Manuel de Médecine et de Chirurgie domestiques. 1 v. 2 f. 50
Manuel de Minéralogie, par M. Blondeau. 1 vol. 3 fr.
Manuel du Naturaliste préparateur, par M. Boitard. 1 vol.
2 fr. 50 c.
Manuel du Parfumeur, par mad. Gacon-Dufour. 1 vol. 2 fr. 50 c.
Manuel du Pâtissier et de la Pâtissière. 2 fr. 50 c.
Manuel du Peintre en bâtimens, du Doreur et du Vernisseur, par M. Riffault. 1 vol.
2 fr. 50 c.
Manuel de Perspective, du *Dessinateur et du Peintre*, par M. Vergnaud. 3 fr.
Manuel de Physique, par M. Bailly. 1 vol. 2 fr. 50 c.
Manuel pratique des Poids et Mesures, des Monnaies et du Calcul décimal; par M. Tarbé, 12e édition. 1 vol. 3 fr.
Manuel du Praticien, ou Traité de la science du Droit, par M. D...., avocat. 3 fr. 50 c.
Manuel du Tanneur, du Corroyeur, de l'Hongroyeur, par M. Chicoineau. 3 fr.
Manuel du Teinturier, suivi de l'Art du Dégraisseur, par M. Riffault. 1 vol. 3 fr.
Manuel du Vétérinaire, contenant la connaissance générale des chevaux, la manière de les élever, de les dresser et de les conduire; par M. Lebeaud. 1 vol.
3 fr.
Manuel du Vigneron français, par M. Thiébaut de Berneaud. 1 vol. 3 fr.

Beaucoup d'autres ouvrages de la même Collection sont sous presse; les suivans paraîtront sous peu.

Manuel d'Architecture, de Maçonnerie et de Briqueterie, ou Traité général de l'Art de bâtir. 2 vol. ornés de pl. 6 fr.
Manuel de l'Imprimeur, ou Traité simplifié et complet de cet Art; par M. E. Audoin de Geronval, et revu par M. Crapelet, imprimeur. 1 vol. 3 fr.
Manuel du Pêcheur français, ou Traité général de toutes sortes de Pêches, contenant l'Histoire naturelle des Poissons, la manière de pêcher chaque espèce en particulier; l'Art de fabriquer les filets, un Traité sur les Étangs, un Précis des Lois, Ordonnances et Réglemens sur la pêche; un modèle des rapports ou procès-verbaux qui doivent être dressés par les gardes-pêches, etc.; par M. Pesson-Maisonneuve. 1 vol. 3 fr.
Manuel complet d'Économie domestique.
Manuel théorique et pratique de Musique vocale et instrumentale, par M. Choron.
Manuel de Physique amusante, ou nouvelles Récréations physiques; par M. Julia Fontenelle.
Manuel d'Histoire Naturelle, comprenant les trois Règnes de la Nature; par M. Boitard. 2 vol.

MANUEL COMPLET

DU

VÉTÉRINAIRE,

CONTENANT

La connaissance générale des chevaux, la manière de les élever, de les dresser et de les conduire ; la description de leurs maladies et les meilleurs modes de traitement ; des préceptes sur le ferrage, etc., etc.

SUIVI

DE L'ART DE L'ÉQUITATION.

PAR M. LEBEAUD.

Ouvrage orné de planches.

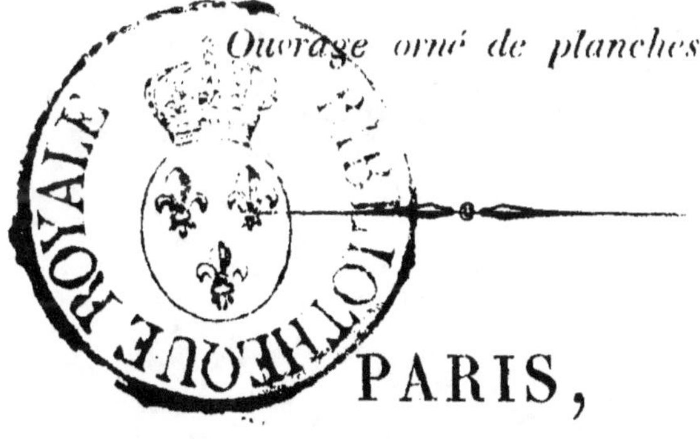

PARIS,

RORET, LIBRAIRE, RUE HAUTEFEUILLE,
AU COIN DE CELLE DU BATTOIR.

1826.

INTRODUCTION.

Le cheval est sans contredit le plus utile des animaux domestiques : aussi l'immortel Buffon n'hésite pas à le proclamer *la plus belle conquête que l'homme ait jamais faite.*

La possession de ce précieux animal est d'un avantage immense pour l'agriculture, le commerce, l'industrie, l'art de la guerre. C'est lui qui partage avec le bœuf la tâche de tracer ces sillons qui se couvrent chaque année de récoltes nouvelles ; qui, sur presque tous les points du globe, est occupé à transporter les produits du sol et ceux de l'industrie, partout où le besoin s'en fait sentir ; qui, au moyen de communications promptes et faciles, rapproche les distances les plus éloignées ; qui fait mouvoir la plupart de ces machines merveilleuses créées par la mécanique pour centupler les forces humaines ; c'est lui enfin qui décide presque toujours aujourd'hui du destin des combats. C'est encore lui

que l'on voit dans nos paisibles cités entrainer
avec rapidité le léger tilbury, ou promener gra-
vement le char de l'opulence : enfin combien
de femmes délicates, de faibles convalescens,
ont retrouvé la santé dans les mouvemens doux
et cadencés du cheval!

Cet animal réunit à un haut degré l'élégance
des formes aux autres avantages physiques : il
est éminemment propre aux travaux qui exigent de la vigueur, de la persévérance, de la
célérité : il se prête à tout ce que l'on exige de
lui, supporte très bien la fatigue et se conserve
long-temps pourvu qu'il soit bien nourri, bien
soigné, et traité avec ménagement ; alors il s'attache à son maître, et semble chercher les occa-
sions de lui prouver sa reconnaissance et sa
bonne volonté. Il a la démarche noble et fière,
les mouvemens prompts, les reins forts, le jarret élastique et nerveux. On connaît la vélocité
presque incroyable des chevaux arabes et de
quelques autres à qui l'on fait faire parfois
vingt-cinq ou trente lieues en un jour, presque
sans se reposer, et sans autre nourriture que
quelques poignées de dattes ou de grains.

Parlerons-nous de la rare intelligence, de

l'instinct surnaturel de ce noble animal? Voyez ce cheval d'escadron qui semble attendre le commandement; avec quelle promptitude, quelle régularité il exécute et suit tous les mouvemens de la manœuvre! Bientôt on le verra s'animer au son de la trompette, joindre ses hennissemens au bruit de la mêlée, blanchir le mors d'écume, et obéir à regret à la main qui contient son ardeur impatiente. Mais aussitôt que cette main, par un mouvement presque imperceptible, donne le signal du départ, il s'élance avec impétuosité à travers les rangs ennemis, les ouvre de toutes parts, les renverse de son choc; semble s'enivrer de carnage et de gloire, et partager avec son maître le plaisir de la victoire.

Mais la chance des combats a-t-elle trahi ses efforts : on le voit revenir à pas lents, la tête basse et la crinière pendante; le son de la trompette ne lui cause plus d'émotion; il retourne tristement auprès des siens, ou erre çà et là cherchant parmi les morts le cadavre de celui dont il fut le compagnon, dont il partagea si souvent la fortune et les périls.

Si nous voulions tracer ici le tableau de

toutes les qualités morales qui distinguent si éminemment ce quadrupède, sans chercher à recueillir cette foule d'anecdotes plus ou moins merveilleuses dont tant de livres sont pleins, nous trouverions dans nos fastes militaires des exemples nombreux de guerriers qui n'ont dû la vie ou la liberté, qu'au courage, à l'intelligence, et à la force de leur coursier. Les gentillesses de la jument *Cocotte*, les merveilles du cheval *Phœnix*, et mille autres prodiges opérés journellement par les écuyers Franconi, nous fourniraient dans un autre genre des faits non moins frappans; mais une pareille tâche nous entraînerait trop loin.

Le cheval est rangé, par les naturalistes, parmi les mammifères ongulés à sabot dont le pied est terminé par un seul doigt; il paraît être originaire de la Haute-Asie d'où il s'est répandu successivement sur presque toute la surface du globe. Les pays froids ou très chauds et en même temps humides, sont les seuls où il ne prospère pas : mais il est très bien acclimaté en Arabie, en Tartarie, et dans les vastes déserts voisins de la mer Caspienne, où on le rencontre encore à l'état sauvage ainsi que dans quelques autres contrées.

Les chevaux sauvages marchent par troupes nombreuses, dont chacune reconnaît pour chef et pour guide l'étalon le plus vigoureux de la bande : ils passent sur une seule ligne ; se rangent en rond au moindre danger, la croupe tournée en dehors afin de se défendre contre l'ennemi ; et quand la saison des amours commence, ils se battent entre eux à outrance pour la possession des femelles.

L'état de domesticité, l'influence des climats, celle de la nourriture, les différences de régime, les efforts même de l'art, ont singulièrement modifié la constitution primitive du cheval, et les races en varient à l'infini, surtout par l'effet des croisemens. Cependant il est des bornes au-delà desquelles les efforts humains semblent n'avoir plus aucun pouvoir pour la conservation des races pures, ou le perfectionnement des races bâtardes.

Les peuples de la Thrace et de la Médie paraissent avoir des premiers connu l'art de dompter les chevaux : les Grecs s'en servirent de temps

immémorial dans leurs guerres et leurs jeux ;
les fiers Gaulois s'adonnèrent à leur éducation ,
et en firent connaître l'usage et l'utilité aux con-
quérans du monde.

L'histoire nous apprend le cas que les nations
de la haute antiquité faisaient de leurs chevaux.
Admis dans la tente de leurs maîtres , ces animaux n'étaient point abandonnés à l'insouciante
négligence des valets : des mains royales ne dé-
daignaient pas de leur présenter la nourriture,
de tresser et d'oindre leurs crins. Les chefs des
nations ont à l'envi recherché les moyens de
favoriser la propagation et l'amélioration des
races, surtout depuis que la cavalerie joue un
rôle aussi important dans les armées. Mais , à
mesure que les progrès de la civilisation ont introduit le goût de la mollesse et de la frivolité
dans tous les rangs de la société , le cheval, ré-
puté désormais indigne d'occuper les pensées de
son maître , a été abandonné entièrement aux
soins des palfreniers.

Cependant l'éducation du cheval commence à
reprendre faveur parmi nous ; des personnages
éminens à plus d'un titre ne rougissent pas de

faire d'un sujet aussi important en lui-même, l'objet de leurs méditations ; et si nos hommes *du bon ton* ne pansent pas leurs coursiers comme le faisaient les héros d'Homère, ils daignent du moins entrer quelquefois dans l'écurie, et surveiller par eux-mêmes les soins qu'y reçoivent ces animaux.

Enseigner à connaître parfaitement le cheval, à en multiplier les races ; à l'élever, le soigner, le nourrir, le dresser selon les divers usages auxquels on le destine ; à le traiter dans ses maladies, tels sont en peu de mots le but et l'objet de ce Manuel. La première partie traite de la connaissance du cheval, de sa propagation, de son éducation, de l'hygiène générale et du ferrage : la deuxième partie renferme la description de ses maladies les plus fréquentes et de leur traitement : la troisième et dernière partie, terminée par un vocabulaire des principaux termes d'hippiatrique et d'équitation, est consacrée aux principes élémentaires de l'art du manége.

MANUEL

DU

VÉTÉRINAIRE.

PREMIÈRE PARTIE.

CHAPITRE PREMIER.
CONNAISSANCE GÉNÉRALE DU CHEVAL.

Description analytique des parties du cheval.

La description donnée par M. *de la Guerinière* des diverses parties du cheval, me paraissant tout à la fois la plus exacte et la plus facile à comprendre, je ne crois pouvoir mieux faire que de la transcrire ici :

Le corps entier du cheval se divise en trois parties principales, qui sont :

L'avant-main, comprenant la tête, l'encolure, les épaules, le garrot, le poitrail et les jambes de devant ; le corps proprement dit, formé du dos, des reins, des côtes, du ventre, des flancs, des organes génitaux du mâle, et des mamelles dans la femelle ; l'arrière-main, qui comprend la croupe, les hanches, la queue, l'anus, et la vulve dans la jument, les fesses, les grassets, les cuisses et les jambes de derrière ; chacune de ces parties se subdivise en plusieurs autres.

Celles de la tête sont : Les oreilles, le toupet, le front, les tempes, les salières, les sourcils, les paupières, les yeux, le chanfrein, la ganache et la bouche. La partie de la tête située derrière les oreilles se nomme la *nuque*.

On nomme *toupet* cette touffe de crins qui est entre les deux oreilles ; *salières*, le renfoncement que l'on remarque au-dessus des yeux ; la *ganache* est la partie des joues formée par les deux branches de la mâchoire inférieure.

La bouche se compose à l'extérieur, des lèvres, du menton, et de la barbe ; cette dernière partie est celle où porte la gourmette : à l'intérieur, on trouve la langue, le canal, le palais, les barres, les gencives et les dents. Les naseaux sont les ouvertures par lesquelles l'animal respire ; et le bout du nez, la légère saillie située entre les deux naseaux.

Le *canal* est le creux de la mâchoire inférieure où se trouve logée la langue ; les barres sont l'endroit des gencives qui se trouve à chaque extrémité de la mâchoire inférieure, et où doit se faire sentir le mors ; chacune des dents demande une description particulière.

L'*encolure* est la seconde des parties principales de l'avant-main ; elle commence à la nuque et finit au garrot. La crinière est formée par les crins qui occupent tout le bord supérieur de l'encolure ; le conduit du gosier occupe la partie antérieure de l'encolure, il commence entre les deux os de la ganache, et finit au poitrail.

Le *poitrail* est la partie antérieure de la poitrine, entre les deux épaules, au-dessous de l'encolure.

Les *épaules* forment l'articulation des extrémités de devant avec le corps ; elles commencent au garrot et finissent au haut de l'avant-bras.

Le *garrot* est cette partie saillante placée au bas de la crinière au-dessus des épaules.

Les *extrémités de devant* tiennent aux épaules et sont formées de plusieurs parties :

Le *bras* et l'*avant-bras*, sont la partie du haut du membre qui commence à l'épaule et finit au genou : le *coude* est l'os du haut de la jambe qui se trouve auprès des côtes. On trouve au-devant et en dedans du *bras*, une veine très apparente qui porte le nom d'*ars*.

La *châtaigne* est une place dégarnie de poils et recouverte d'une sorte de corne tendre, qui se remarque au-dessus du genou, en dedans ; et aux jambes de derrière, au-dessous des jarrets, aussi en dedans.

Le *genou* est la jointure du milieu de la jambe qui unit le bras au canon.

Le *canon* est la seconde moitié de la jambe; il commence au genou et finit au boulet. Derrière cette partie est un tendon en manière de corde, très apparent, et dont l'état de force et de souplesse contribue beaucoup à la bonté de la jambe.

Le *boulet* est la jointure du canon avec le paturon; derrière le boulet est une protubérance d'une sorte de corne tendre, connue sous le nom d'*ergot*; la touffe de poils qui l'entoure s'appelle le *fanon*.

Le *paturon* est l'espace court qui se trouve entre le boulet et la couronne.

La *couronne* est une rangée de poils qui borde le haut du pied.

Le *pied* se compose du sabot, des quartiers, de la pince et des talons; on trouvera d'ailleurs au chapitre du ferrage, la description anatomique de cette partie.

Le *sabot* est toute cette portion de corne qui forme le tour du pied; les *quartiers* sont les deux côtés du sabot, l'un en dedans, l'autre en dehors.

La *pince* est le bout de la corne qui forme le devant du pied; le *talon* est la partie opposée à la pince.

En dessous du pied, on trouve la fourchette, la solle et le petit-pied. (*Voy.* description du pied.)

Le corps.

Le *dos* est la partie supérieure du cheval, depuis le garrot jusqu'aux reins; c'est l'espace que couvre la selle.

Les *reins* ou *rognons* sont la partie qui se rapproche le plus de la croupe : les *côtes* n'ont pas besoin de définition.

Le *ventre* est la partie opposée au dos : les *flancs* sont sous les reins, depuis la dernière des fausses côtes jusqu'aux hanches. Les organes génitaux du mâle se trouvent à la partie postérieure et inférieure du ventre à peu près entre les membres de derrière. C'est aussi en cette place que se trouvent les mamelles, qui sont au nombre de deux.

L'arrière-main.

La *croupe* est la partie supérieure de l'arrière-main, au-dessus des hanches.

Les *fesses* prennent depuis la naissance de la queue et descendent jusqu'au pli formé par le haut de la jambe.

Les *hanches* forment les deux côtés de la croupe.

Les *cuisses* s'étendent depuis les hanches jusqu'aux jambes; elles ont pour base le fémur et de très gros muscles.

Les *jambes* viennent après les cuisses; elles répondent à l'avant-bras dans les extrémités antérieures ; elles ont pour base le tibia et le péroné.

Le *grasset* est cette partie qui se trouve à l'endroit de l'articulation de la hanche avec la cuisse et qui avance.vers le ventre à mesure que le cheval marche.

Le *jarret* est l'articulation qui assemble le bas de la jambe avec le canon de derrière.

Toutes les autres parties de la jambe de derrière portent le même nom que les parties correspondantes de la jambe de devant.

Des qualités physiques d'un bon cheval.

La bonne conformation des diverses parties du cheval n'influe pas moins sur la nature des services que l'on peut attendre de cet utile animal, que sur la beauté de ses formes. L'examen de ses qualités physiques est donc aussi essentiel sous le rapport de l'utilité que sous celui de l'agrément : il n'est pas moins nécessaire de connaître les mille et une supercheries que les maquignons ne rougissent pas d'employer pour déguiser les défauts, même les plus essentiels.

On estime une tête sèche, dont les veines se laissent apercevoir à travers la peau : une tête trop volumineuse dépare un cheval et le rend pesant à la main ; il en est de même d'une tête trop longue qu'on nomme tête de vieille ; une tête trop charnue l'expose aux maux d'yeux et à la perte de la vue. Enfin la tête doit être bien attachée ; c'est-à-dire parfaitement distincte de l'encolure et non comme plaquée contre cette partie. Dans ce cas, le cheval se bride ordinairement bien : on dit qu'il porte au vent lorsqu'il tend le nez, et qu'il s'encapuchonne ou s'arme, lorsqu'il rapproche trop le menton du poitrail ; l'un et l'autre de ces défauts est grave puisqu'il empêche l'action du mors sur les barres.

Les *oreilles* doivent être bien plantées, petites, droites, peu chargées de poils. Les pointes des oreilles portées en avant, annoncent ordinairement de la fierté ; une pointe en avant, et l'autre en arrière, qu'il y a projet de quelque défense ; toutes deux couchées en arrière, de la colère et de la méchanceté. On nomme *oreillards* les chevaux qui ont les oreilles volumineuses et presque pendantes : c'est un défaut dans les chevaux de luxe : *oreilles de cochon*, lorsqu'elles ont un mouvement de haut en bas et de bas en haut lorsque l'animal marche. Les maquignons façonnent les oreilles trop longues, ruse qui n'a aucun inconvénient quand l'opération est faite comme il faut ; on nomme alors l'animal *moineau*, ou *craps*. Ils parviennent aussi à les rapprocher quand elles s'écartent trop, en faisant une incision à la peau qui les sépare de la nuque et en la recousant ; c'est pourquoi il est bon d'examiner soigneusement cette partie quand l'on soupçonne quelque manœuvre frauduleuse.

Le *toupet* sert quelquefois aux maquignons à recouvrir la cicatrice d'un bouton de feu appliqué sur le sommet de la tête d'un cheval qui aura eu le vertigo ; il est bon de s'en assurer avant de l'acheter.

La *nuque* présente quelquefois un abcès qu'on nomme *taupe*, cette maladie est grave, aussi doit-on y faire attention.

Les *yeux* doivent être grands (les petits sont nommés *yeux de cochon*), égaux, vifs, clairs et animés : pour les observer plus à l'aise il faut placer soi-même le cheval au grand jour, mais de manière à ce que les rayons lumineux ne fassent point de reflet sur la *vitre* : si cette partie n'était pas claire, transparente ; et la prunelle, nette et sans aucune nébulosité , il ne faudrait pas hésiter à abandonner l'animal comme ayant une mauvaise vue. Beaucoup de personnes ne connaissent pas d'autre expédient que de passer la main près des yeux d'un cheval ou de leur présenter une paille, pour s'assurer de leur bonté ; le maquignon, en pareil cas, ne manque pas de saisir le moment favorable pour piquer légèrement le cheval, ce qui lui fait faire un mouvement de tête d'après lequel bien des chevaux aveugles ou peu s'en faut, sont journellement achetés pour bons. Le meilleur moyen de n'être pas trompé est de placer le cheval de manière qu'il présente les yeux au grand jour et la croupe à l'obscurité : si ses yeux sont bons, la prunelle, d'abord resserrée par l'éclat de la lumière, s'élargira à mesure que l'on reculera lentement l'animal vers l'obscurité, et réciproquement, se rétrécira lorsque vous le ramenerez vers le grand jour : les yeux dont l'iris est blanc en totalité ou en partie sont dits *vairons ;* il n'est pas plus vrai qu'un cheval est aveugle ou borgne parce qu'il a les yeux ainsi, qu'il ne l'est qu'il y voit mieux et que ces organes sont meilleurs.

Les *salières :* c'est une erreur de croire que les salières creuses sont toujours un signe de vieillesse du sujet ou de celle du père ; mais comme cette conformation choque la vue, les maquignons y insufflent de l'air, ce qu'il est facile de reconnaître par la tumeur qui en est le produit, et par la crépitulation qui se fait entendre si on y touche.

La *ganache* doit offrir un écartement proportionné au volume de la tête, et former un creux très prononcé dans lequel on ne doit sentir aucune glande ni grosseur : leur présence, dans l'âge auquel le cheval jette sa gourme, ferait présumer qu'elle n'a pas encore eu lieu ; et serait plus tard un signe probable de morve, surtout si la partie était douloureuse au toucher et adhérente : pour ne pas confondre avec une glande l'os qui sert à attacher la langue, lorsqu'on n'a pas l'habitude de tâter la ganache d'un cheval, il est bon de prendre d'une main la langue de l'animal et de s'assurer ainsi que ce que l'on croit une glande ne suit pas le mouvement de la langue.

L'ouverture de la *bouche* est très essentielle à examiner dans un cheval de selle : une bouche trop fendue expose le cavalier à de graves accidens, parce que le mors, au lieu de porter bien exactement sur les barres, se rapproche trop des dents mâche-lières; si elle est trop petite, le mors ne peut appuyer sur l'endroit indiqué qu'en tirant les lèvres en haut, ce qui leur fait faire une grimace désagréable et les meurtrit. On fait cas d'un cheval qui *goûte bien le mors* et dont la bouche se couvre d'une belle écume blanche. Il ne faut jamais acheter un cheval de prix sans l'avoir fait débrider, afin de pouvoir examiner sa bouche plus à l'aise, et s'assurer de l'état de la langue.

Les *naseaux* sont quelquefois le siége de chancres (avec lesquels on ne doit point confondre l'extrémité inférieure du canal lacrymal, petit trou apparent à l'intérieur du naseau), ou d'autres maladies locales que l'on n'a point à craindre lorsqu'ils sont bien vermeils, convenablement humectés, et qu'il ne s'y fait aucun écoulement surnaturel; des naseaux larges et bien ouverts contribuent également à la beauté du cheval, en même temps qu'ils rendent la respiration plus libre. Les maquignons introduisent assez souvent du poivre ou autres drogues irritantes dans la bouche d'un cheval pour faire croire qu'il *se mouche bien*, ce que l'on peut soupçonner si ce mouchement est trop fréquemment répété. Ils trouvent aussi quelquefois le moyen de faire disparaître la morve pour quelques instans, en faisant dans les narines des injections astringentes; c'est un motif de plus pour bien s'assurer s'il n'y a point de glandes dans les parties de la mâchoire inférieure.

La *langue* doit être assez petite pour être logée en entier dans le canal sans le déborder, sans quoi elle gênerait l'action du mors ; si elle est trop longue, elle est sujette à sortir en dehors, ce qui produit un effet très désagréable : il arrive aussi quelquefois que l'on achète, faute d'attention, un cheval sans langue. Il faut, en faisant l'examen de cette partie, regarder si elle n'aurait pas été raccourcie artificiellement, elle est dite alors pendante ; on la nomme serpentine lorsqu'elle sort et rentre fréquemment dans la bouche.

Les *barres* méritent toute l'attention d'un écuyer, puisque c'est de leur bonne ou mauvaise conformation que dépend en grande partie l'obéissance du cheval ; trop charnues, elles rendent presque nulle l'action du mors ; trop sèches au contraire, elles rendraient le cheval sujet à battre à la main. Le marchand qui veut vendre un cheval dont les barres sont trop épaisses, le fait monter avec un simple bridon afin de pouvoir s'en prendre à la négligence de son palfrenier et au manque d'aides, si l'animal ne sentant pas le mors vient à s'emporter ; il emploie le même moyen envers celui qui est trop sensible, afin qu'il reste plus tranquille.

Une belle *encolure* est l'une des premières perfections d'un cheval de main : trop allongée ou trop ramassée, elle nuit également à la beauté de l'animal, et donne lieu, dans l'un comme dans l'autre cas, à plusieurs inconvéniens graves.

Uu *garrot* sec et saillant dénote que les épaules
sont bien libres, et les garantit d'ailleurs des frottemens de la selle ; trop charnu et trop rond, il serait
exposé lui-même à des blessures difficiles à guérir.

Les *épaules* sont sujettes à trois grands défauts qui
nuisent singulièrement à la beauté d'un cheval, à
être chargées en chair, serrées ou chevillées. Le
cheval *chargé d'épaules* est lourd, sujet à broncher,
peu propre à la selle : celui dont les épaules sont
trop rapprochées, n'a pas la liberté nécessaire dans
ses mouvemens, se coupe, se croise fréquemment,
et est plus exposé que tous les autres à tomber ; les
épaules chevillées restent presque immobiles quand
le cheval marche ; tous les mouvemens paraissent
partir alors du bras au lieu de venir des épaules
comme cela doit être. Enfin, les chevaux dont les
épaules ne sont pas libres, ne rendent en général
qu'un mauvais service, surtout pour la selle, et sont
promptement ruinés des jambes : il est des claudi-
cations qui viennent des épaules ; elles sont dites à
froid lorsqu'elles font boiter avant l'exercice, et à
chaud lorsqu'elles le font après le travail.

Un beau *poitrail* est large, bien à son aise entre
les deux épaules, de manière que les deux jambes de
devant ne soient pas trop rapprochées par en haut :
on dit alors que le cheval *est bien ouvert du devant.*
Un poitrail trop avancé est un vilain défaut pour
un cheval de selle.

Les *jambes*, pour être bonnes, doivent être d'une

hauteur proportionnée à celle de l'animal : un cheval trop haut sur jambes est ordinairement sans force ; s'il est trop bas, il marche beaucoup des épaules et se trouve souvent blessé au garrot par la selle : ce défaut est assez fréquent chez les jumens. Un cheval qui marche bien doit poser le pied à plat ; ceux qui posent le talon le premier sont assez souvent des chevaux fourbus, mais il est toujours bon de s'en méfier ; si, au contraire, il est sujet à marcher de la pince, ce qui se reconnaît aisément, soit en le faisant manœuvrer, soit à l'inspection des fers, qui sont alors plus usés dans cette partie, il sera sujet à broncher, et, par conséquent, dangereux à monter.

Rien de ce qui concerne les jambes ne doit être indifférent quand il s'agit de choisir un cheval, quel que soit le service auquel on le destine : il faut donc, après avoir jeté un coup d'œil général sur l'ensemble de cette partie, entrer dans un examen approfondi de ses divers détails.

Il faut, par exemple, que le *coude* ne soit pas trop serré, ce qui ferait porter les jambes trop en dehors ; ni trop ouvert, ce qui les porterait en dedans : que le bras soit large et musculeux, ce qui annonce de la force et de la vigueur : que le *genou* soit maigre, large, plat et très souple ; le *canon*, large, uni, un peu aplati ; le *nerf* ou *tendon*, fort, sec, bien détaché du canon ; le *boulet*, gros, sec, nerveux, etc.

2

Un bras grêle et plat est un signe de grande faiblesse ; le bras long annonce un cheval propre à la grande fatigue, mais il donne peu de grâce à un cheval de luxe. On dit qu'un cheval est *couronné* quand il a le genou en partie pelé ou garni de poils blancs, signes évidens que ses jambes sont usées et qu'il est sujet à tomber sur les genoux. On ne doit pas non plus acheter un cheval dont les jambes plient sous lui ou tremblent après quelques instans de marche.

On doit passer avec soin la main le long des jambes du cheval que l'on examine, afin de s'assurer que le canon ne présente aucune de ces grosseurs connues sous le nom de *suros*, *fusées*, *osselets* ; que le tendon est bon, qu'il n'offre ni engorgement, ni aucune autre défectuosité ; que le boulet n'est pas *couronné*, c'est-à-dire entouré d'une espèce de cercle saillant, ce qui dénoterait encore un cheval usé des jambes. C'est encore un grand défaut pour un cheval que d'avoir les jambes roides : aussi le maquignon qui en a un entaché de ce vice, ne manque pas de l'échauffer un peu pour lui délier les jambes, avant de le présenter à l'examen ; mais il suffit de faire entrer un instant l'animal dans l'eau pour découvrir la fourberie.

L'ensemble du pied doit être proportionné à la taille du cheval : les grands pieds sont sujets à se déferrer ; les petits, à être encastelés ou douloureux.

La corne du sabot doit être de préférence noire ou brune, unie luisante; ne présenter ni inégalités, ni fentes, ni gerçures. Les maquignons s'entendent assez bien à cacher ces défauts si l'on n'y prend garde. Le sabot lui-même doit être arrondi en avant, un peu plus large vers la sole que vers la couronne.

La *sole* doit être forte; la corne qui la compose, ainsi que celle de la fourchette, liante, sans être ni trop molle ni trop sèche. On nomme *pied-comble* celui dont la sole forme une convexité; *pied plat*, celui dont les quartiers sont trop écartés, ce qui le rend très large du bas; et pied *encastelé*, celui dont les quartiers sont au contraire trop rapprochés. Les chevaux qui se trouvent dans le premier cas ne peuvent marcher sur le pavé sans éprouver, par suite de la compression de la sole, une douleur plus ou moins vive. Les pieds plats ont en général les quartiers faibles, ainsi que les talons, et sont sujets à boiter. Le même effet résulte de la compression de l'os du petit pied dans ceux qui sont encastelés; ce vice de conformation donne encore lieu aux *bleimes* et *seimes*.

La conformation du corps contribue encore beaucoup à la bonté comme à la beauté d'un cheval. Il faut commencer d'abord par promener plusieurs fois la main le long de l'épine du dos, depuis le garrot jusqu'à la croupe, en la tâtant alternativement pour voir s'il n'y a pas quelque partie faible ou douloureuse. On regarde comme un signe de vigueur lorsque le milieu du dos offre dans toute sa longueur un léger sillon.

Le *dos* doit être en général large, uni, courbé en arc du garrot à la croupe. On dit qu'un cheval est *ensellé* lorsque cette courbure est trop profonde, disposition qui offre plus d'un inconvénient, notamment celui d'ôter beaucoup de la force et de rendre le cheval difficile à seller. On nomme dos de mulet celui qui est voûté en contre-haut; cette conformation annonce la force ainsi que des réactions dures. Enfin la partie des reins en particulier est sujette à diverses maladies, aux défectuosités que les maquignons tâchent de cacher du mieux qu'ils peuvent quand on n'y prend garde.

Le *ventre* doit être arrondi, ni trop plein, ni flasque: cependant un gros ventre, loin d'être un défaut dans un cheval de fatigue, annonce qu'il se nourrit bien et qu'il est fort, mais paresseux. Ceux qui ont le ventre de lévrier ont ordinairement beaucoup de feu, mais ils mangent peu : ce sont de jolis chevaux de main. On remarque que ceux qui ont le ventre plus gros que leur taille ne le comporte, ou *ventre de vache*, sont disposés à devenir poussifs.

Les *flancs* ne doivent être également ni trop pleins, ni trop affaissés. Lorsqu'on les voit agités d'un mouvement plus fort et moins régulier qu'à l'ordinaire, le cheval étant en repos, on peut être sùr qu'il est poussif ou qu'il ne tardera pas à le devenir.

Une *croupe* large et pleine est un signe de vigueur en même temps qu'une beauté : la croupe étroite et pointue se nomme croupe de mulet; elle nuit beaucoup à la beauté des hanches : elle est dite *avalée* lorsqu'elle descend trop vite.

Les *cuisses* et les *fesses* doivent être bien ouvertes du dedans, charnues et musculeuses. On dit qu'un cheval est *mal gigotté* quand il a les fesses trop serrées.

La *queue* doit être placée à la naissance des fesses; on dit qu'une queue trop basse annonce de la faiblesse. Le tronçon en doit être rond, fort, et bien fourni de crins. Toutes les fois que l'on examine un cheval, il faut regarder s'il n'a pas quelque plaie sous la queue, et porter cet examen jusqu'à la marge de l'anus, cette partie étant sujette à plusieurs maladies locales.

Les *jarrets* sont exposés à plusieurs défauts essentiels; notamment à être trop rapprochés l'un contre l'autre, ce qui cause presque toujours de la faiblesse dans cette partie; ou à être tournés trop en dehors, ce qui ôte à l'animal beaucoup d'assurance dans les hanches. De bons jarrets doivent être grands, larges secs et nerveux; les jarrets grêles et minces sont presque toujours faibles : les jarrets gras sont très exposés aux engorgemens, courbes, vessigons et plusieurs autres maladies locales. Comme plusieurs

de ces affections disparaissent momentanément
quand le cheval est échauffé, les maquignons ne
manquent pas de faire trotter celui qui en est atteint
avant de le présenter à l'acheteur ; mais il suffit de
lui rafraîchir un peu les jambes ou de le laisser reposer quelques instans pour savoir à quoi s'en tenir.
Il en est plusieurs cependant qui ne reparaissent qu'a-
près quelques jours de repos. Les autres parties des
jambes de derrière doivent avoir les mêmes qualités
que celles de devant.

Enfin, pour ne rien omettre d'essentiel dans la vi-
site d'un cheval, il faut la terminer par l'examen
des bourses, du fourreau de la verge, et celui du
vagin chez les jumens, parce que ces parties sont
sujettes à plusieurs maladies, telles que chancres,
fics, etc. (1)

---

(1) Lorsque l'on veut acheter un cheval, il ne suffit pas
de l'examiner en repos, il faut encore le voir dans l'exercice ; c'est surtout dans cet examen qu'une longue habitude est d'une grande ressource : le pas, le trot et le galop
sont les allures naturelles du cheval.

Le pas doit être régulier, franc, et faire entendre quatre
battues distinctes et à égales distances, autrement il y aurait claudication, ce dont on s'apercevra bien plus facilement au trot, qui doit être ferme et prompt ; le jeu des
membres doit être libre, sans que pour cela ils soient levés
trop haut, ce qui occasionnerait une ruine prochaine ; il ne
doit point y avoir de bercement ; le terrain doit être em-

Anatomie du cheval.

L'anatomie est l'étude particulière des parties internes des animaux ; elle se divise en deux parties principales qui sont : l'ostéologie ou l'étude des os, et la sarcologie ou l'étude des parties molles. Cette seconde branche de l'anatomie comprend à son tour : la miologie, ou l'étude des muscles ; l'angiologie, ou l'étude des vaisseaux ; la névrologie, ou l'étude des nerfs ; la splanchnologie, ou l'étude des viscères ; l'adénologie, ou l'étude des glandes.

Une étude approfondie de l'anatomie du cheval, sortirait entièrement du cadre d'un livre destiné plus spécialement aux amateurs et propriétaires de

---

brassé également ; l'animal doit trotter devant lui sans forger, s'entretailler ni billarder ; enfin il faut qu'il y ait de la légèreté, et que le derrière chasse le devant avec franchise. Lorsque ces conditions seront remplies, on peut être à peu près sûr que le galop aura lieu avec aisance, vigueur, célérité et souplesse, qualités essentielles, surtout pour le cheval de selle. Au reste, quand même un jeune animal n'exécuterait point cette allure avec l'aisance que l'on désirerait, il ne faudrait pas pour cela le rejeter, mais le dresser au manége.

Il n'est point non plus hors de propos de voir si le cheval recule bien ; la difficulté ou l'impossibilité où sont quelques uns d'exécuter ce mouvement est un grand défaut.

chevaux qu'aux élèves d'hippiatrique; mais un coup
d'œil rapide sur cette branche de la médecine vétérinaire n'y sera pas déplacé.

Le cheval est composé, comme tous les autres
animaux, de parties dures et de parties molles : les
premières sont les os; elles servent de base et de
support aux autres.

L'ensemble de la charpente osseuse se nomme le
squelette; il se divise en trois parties : la tête, le
corps et les extrémités.

Les os sont rougeâtres et mous dans le poulain,
blancs et très durs dans l'adulte. Ils diffèrent prodigieusement entre eux par la forme, le volume, la
consistance. Les os longs offrent dans leur intérieur
un canal qui renferme la moelle, substance grasse,
onctueuse, dont l'usage n'est point encore bien connu.

Les os sont unis entre eux par des articulations
de diverses natures, dont les unes, mobiles, per-
mettent à deux os de se mouvoir l'un sur l'autre; et
les autres, immobiles, qui se refusent à ce mouvement : les premières sont abreuvées d'une humeur
visqueuse, semblable à du blanc d'œuf, qui sert à
en entretenir le jeu et à prévenir le desséchement
de la couche cartilagineuse qui recouvre les surfaces
articulaires. La surabondance ou l'épaississement
de cette humeur, nommée *synovie*, sont la source
d'une foule de maladies des articulations.

La tête du cheval se divise en mâchoire supérieure
et en inférieure. La première comprend le crâne et

la face. Le crâne est la boîte osseuse qui renferme le
cerveau; il se compose de sept os qui sont : le frontal, le pariétal, les deux temporaux, l'occipital, le
sphénoïde et l'ethmoïde.

La face, ou mâchoire supérieure, est formée de
deux grands sus-maxillaires, deux petits sus-maxillaires, deux naseaux, deux lacrymaux, deux zigo-
matiques, deux palatins, un vomer et quatre cornets.
Toutes ces pièces et celles du crâne se soudent entre
elles avec le temps, en sorte que chacune de ces
deux parties de la tête semble formée d'une seule
pièce. La mâchoire inférieure se compose d'un seul
os chez le cheval fait.

Chaque mâchoire est garnie de vingt-deux dents,
dont il sera parlé en leur article.

Le corps comprend l'épine vertébrale, la poitrine
et le bassin. L'épine est formée de la réunion de
trente-un petits os ou vertèbres, dont sept appar-
tiennent au cou, dix-huit au dos, et six aux reins
ou à la région lombaire. Le sacrum est un os qui
sépare l'épine de la queue. Celle-ci est formée de
dix-sept à dix-huit petits os qui vont en s'amincis-
sant à mesure qu'ils approchent de la pointe.

La cavité de la poitrine est formée en dessus, par
la portion de l'épine qui forme la région du garrot
et du dos; en dessous, par un os plat, long et étroit,
nommé le *sternum;* et de chaque côté, par les
côtes.

Les côtes sont terminées à leur extrémité infé-

rieure par un cartilage. On en compte trente-six,
dix-huit de chaque côté; on nomme *vraies*, celles
dont l'extrémité cartilagineuse s'articule avec l'os
de la poitrine; et *fausses côtes*, celles dont cette extrémité se soude au bord des précédentes.

Le bassin est formé par l'extrémité postérieure
de l'épine et par les os des hanches appelés *coxaux*;
il renferme les viscères du bas-ventre et les organes
intérieurs de la génération.

Sous le nom d'extrémités, on comprend dans le
squelette les jambes de devant et celles de derrière,
qui sont composées, les unes et les autres, de plusieurs os particuliers.

Celui de l'épaule est plat, large, et connu sous
le nom de *paleron* ou d'*omoplate*. L'*humérus* forme la
partie du bras : l'avant-bras en renferme un, le
cubitus; le genou est formé de six os sans noms particuliers, et d'un septième situé derrière, désigné par
M. Lafosse sous celui d'*os crochu*. Le canon est formé
d'un gros os connu sous le nom d'*os du canon*; derrière celui-là s'en trouve deux autres beaucoup plus
minces, appelés *styloïdes* par rapport à leur forme
grêle et allongée; le boulet est formé de deux petits
os triangulaires; le *paleron*, d'un seul, ainsi que la
couronne; le pied est formé de deux os, celui du
pied proprement dit, et celui de la *noix*.

Dans les jambes de derrière, on trouve le *fémur*,
ou os de la cuisse; et la *rotule* ou *os carré*, qui forme
le grasset : la jambe proprement dite est formée du

tibia, d'un second os beaucoup plus mince appelé *péronné* et qui se trouve à côté de celui-là. Le jarret est formé de deux gros os, le *calcanéum* et *la poulie* ou astragale, et de quatre autres plus petits, sans noms particuliers. Le reste de la jambe, comme celle de devant.

Les os peuvent être considérés comme les leviers et poulies qui servent aux mouvemens mécaniques de tout être animé ; ils servent de point d'attache et d'appui aux *muscles*.

Les muscles sont les cordes et ressorts dont le jeu met en mouvement les diverses parties de la machine. Ce sont des masses charnues et fibreuses, élastiques, susceptibles d'allongement et de raccourcissement, placées les unes auprès des autres autour des os, et différentes par leurs formes, leur volume, leurs fonctions particulières et les noms que les anatomistes leur ont donnés. Leur usage principal est de mouvoir toutes les parties du corps ; pour cela, ils ont un point fixe par où ils sont attachés à la partie qui doit leur servir d'appui, et un point mobile attaché à celle qu'il faut mettre en mouvement. On appelle *tendons* et quelquefois improprement *nerfs*, l'extrémité de certains muscles qui se terminent par une sorte de cordon d'un tissu très compacte et très fort. Des muscles pleins et forts sont la principale source de la vigueur d'un animal.

Les vaisseaux, les nerfs et les glandes, quoique jouant un grand rôle dans l'exercice des diverses fonctions animales, frappent peu l'attention du vulgaire, parce qu'ils sont moins apparens que la plupart des autres parties internes. Les vaisseaux sont des tuyaux qui reçoivent et distribuent le sang et les autres liquides : les nerfs sont des filamens blanchâtres qui vont porter dans toutes les parties du corps la faculté de sentir : les glandes servent à filtrer diverses humeurs, dont l'épaississement, et l'amas dans ces organes, donnent naissance à beaucoup de maladies.

Les viscères sont renfermés dans les trois grandes cavités du corps, qui sont : la tête, la poitrine et le bas-ventre. La tête renferme le cerveau et la naissance de la moelle allongée. La poitrine est tapissée intérieurement par une membrane appelée la *plèvre*, et sujette à diverses maladies ; cette cavité, bornée par l'épine du dos, les côtes et l'os de la poitrine, renferme le poumon et le cœur enveloppé dans son *péricarde*.

Le ventre ou abdomen est séparé de la poitrine par la cloison membraneuse du diaphragme ; il commence en arrière des vraies côtes, et renferme l'estomac, les intestins, le foie, la rate, le pancréas, l'épiploon, le mésentère, les reins, les uretères et les ovaires dans les femelles. Le pylore est l'ouverture de l'estomac qui communique aux intestins.

La vessie, l'utérus et le vagin chez les jumens, les vésicules spermatiques chez le mâle, sont placés dans le bassin : les divers viscères du ventre sont enveloppés dans les replis du péritoine, c'est-à-dire de la membrane graisseuse que l'on trouve immédiatement sous la peau et les muscles du ventre.

On voit au fond de la bouche les orifices du larynx et du pharynx : ce sont des conduits dont l'un livre passage à l'air de la respiration, et l'autre porte les alimens dans l'estomac ; le premier descend le long de la partie antérieure du cou, où il prend le nom de *trachée-artère*, et se divise en arrivant aux poumons, en deux ramifications appelées les *bronches du poumon*.

Le pharynx, et l'œsophage qui en est la suite, descendent derrière la trachée-artère, jusque dans l'estomac, qui n'est lui-même autre chose qu'un renflement considérable de ce canal, qui se rétrécit ensuite de nouveau pour former le pylore ; celui-ci est le canal de sortie de l'estomac : c'est une espèce d'entonnoir qui se termine par un tuyau d'une longueur prodigieuse, pelotonné un grand nombre de fois sur lui-même, et qui forme les intestins ou boyaux.

Quoique les intestins soient d'une seule pièce, on nomme instestins grêles la première partie du canal intestinal, et gros intestins, la partie qui aboutit à l'anus ; chacune de ces deux parties principales se subdivise encore en plusieurs autres.

Les viscères en général étant tous chargés d'exécuter des fonctions d'une importance à peu près égale, aucun d'eux ne peut être offensé d'une manière essentielle sans que toute l'économie animale s'en ressente, et que l'équilibre nécessaire à la conservation de la vie soit rompu. On voit tous les jours des malheureux chevaux abandonnés à la brutalité des valets, périr lentement par suite de coups reçus à la tête, dans le ventre, ou à la poitrine.

Après les viscères, viennent plusieurs organes secondaires qui sont le siége d'autant de *sens* : ce sont, l'œil ou l'organe de la vue; le nez, organe de l'odorat; la bouche, organe du goût; l'oreille, organe de l'ouïe; et la peau, organe du toucher.

L'œil est un corps de forme arrondie, composé de diverses humeurs enfermées dans de petits sacs membraneux, et retenu au milieu de l'*orbite* par ses muscles, au moyen desquels il peut se mouvoir en haut, en bas, de côté, en avant, en arrière, sans que la tête prenne aucun mouvement.

L'intérieur du nez et de la bouche est tapissé par la membrane muqueuse, espèce de peau intérieure qui tapisse aussi les autres cavités du corps, et qui devient le siége de plusieurs maladies telles que la morve et autres.

La nature, le mécanisme et les résultats des diverses fonctions exercées par les viscères et organes constituant la machine animale, forment la matière de la physiologie; ces fonctions sont en grand nombre, mais les plus importantes sont la respiration, la digestion, la circulation, les excrétions, c'est-à-dire les évacuations excrémentitielles, la transpiration, etc.; dès que l'une de ces fonctions cesse de se faire avec la régularité habituelle, on peut être assuré que l'animal est malade.

Des différens poils et marques du cheval.

On se sert de la dénomination de *poil* ou de *robe* pour désigner la couleur d'un cheval; ainsi, l'on dit qu'il est de tel poil, de telle robe, au lieu de dire qu'il est de telle couleur. On appelle *zains*, les chevaux dont le poil n'offre qu'une seule et même couleur sans le moindre mélange, les autres sont *rubicans*.

Les nuances de poil les plus ordinaires sont :

Le noir franc, le mal teint.

Le noir jais ou jayet.

Le blanc proprement dit, le blanc mat et l'argenté.

Le soupe de lait, ou blanc tirant sur le jaune.

L'isabelle est un poil tirant beaucoup sur le jaune : on reconnaît le clair, le doré et le foncé, qui constituent autant de nuances différentes; les chevaux de cette couleur ont fréquemment la crinière noire et des marques du même ton.

Le café au lait ou tourterelle.

Le fauve ou louvet est un mélange d'isabelle clair et foncé, ordinairement accompagné d'une raie noire le long du dos; il en est à peu près de même du poil de cerf, si ce n'est qu'il est d'un fauve plus foncé.

Le pie noir, bai, alezan, etc., est un fond blanc parsemé de grandes plaques de l'une ou l'autre de ces couleurs.

Le bai brun est un brun tirant sur le noir : les chevaux de cette robe qui ont le bas des jambes, le nez ou le chanfrein d'une couleur rousse éclatante, sont *marqués de feu*, et *fesses lavées*, si la nuance est comme éteinte et blanchâtre.

Le bai miroité est un poil bai parsemé de taches ondulées et luisantes.

Il y a encore le bai châtain, le doré, le clair, etc.

L'alezan ou alzan est une sorte de bai dont les extrémités ne sont pas noires. On nomme alezan brûlé, le plus foncé ; alezan clair ou doré, le moins foncé de tous, il approche du blond ; les chevaux alezans ont souvent la queue et la crinière blanche ; ce sont ceux-là qui sont dits poil de vache.

Le gris offre un grand nombre de variétés qui constituent autant de robes différentes :

Le gris de souris n'a pas besoin de définition ; il est très beau, surtout lorsqu'il est accompagné de raies noires ou de marques de cette couleur.

Le pommelé est parsemé de taches d'un gris de divers tons ; ce poil est très estimé.

Le gris tisonné ou tigré est parsemé de grandes taches noires, particulièrement sur la croupe ; le truité est un poil assez commun, dont le fond est blanc, parsemé de petites taches alezanes ; le mou-cheté, celui dont les taches sont noires.

Le gris étourneau est un fond noir, mélangé de quelques poils blancs.

Le grisâtre est un mélange de poils noirs et blancs. On fait cas des chevaux de cette robe qui ont les crins tout blancs.

Le gris argenté est un fond blanc très luisant, et mélangé de fort peu de noir.

Le gris porcelaine est un gris mêlé, parsemé de taches ardoisées semblables à celles que l'on remarque quelquefois sur les porcelaines, et très luisant. Les chevaux de cette robe sont rares et estimés.

Le rouan est formé d'un mélange de blanc, de noir et de bai, le *rouan vineux* est celui où prédomine le bai, et *le foncé*, celui où prédomine le noir.

L'*auber* est un mélange de blanc et d'alezan ; on le nomme aussi *fleur de pêcher*, parce qu'il ressemble à cette fleur.

Outre les variétés que présente la couleur dominante de leur robe, les chevaux sont sujets à porter sur diverses parties du corps des marques formées par des poils d'une couleur différente, marques auxquelles on donne des noms particuliers :

L'étoile ou pelotte est une tache blanche placée sur le front au-dessus des yeux.

L'épi est une sorte de toupet de poils rebroussés à contre-sens, qui peut se trouver sur diverses parties du corps. On nomme *épée romaine* une marque de cette sorte, très allongée, que l'on remarque quelquefois le long de l'encolure, tantôt des deux côtés, tantôt d'un seul.

La balsane est une marque blanche dans une portion plus ou moins étendue de la jambe.

Le chanfrein est une grande plaque blanche qui occupe toute cette partie de la tête, c'est-à-dire le dessus de la mâchoire supérieure depuis les yeux jusque sur le nez. On dit que le cheval boit dans son blanc, lorsque cette marque descend jusqu'au bout de la lèvre. Le coup de lance est une cavité sans cicatrice, qui se trouve sur les parties latérales de l'encolure.

On nomme taches de ladre les portions de peau ayant une teinte rosée, qui sont recouvertes d'une espèce de duvet court; ces taches se remarquent particulièrement au pourtour des ouvertures naturelles.

La beauté d'un cheval dépend beaucoup de la nature de sa robe : il n'en est pas de même de la bonté, malgré l'opinion de beaucoup de personnes, qui croient pouvoir juger de la pureté des races et du degré de vigueur par la couleur du poil ou les marques particulières; mais on peut supposer avec probabilité qu'un cheval souffre lorsqu'il n'a pas le poil frais, c'est-à-dire uni et luisant. On peut dire cependant avec vérité que les robes foncées sont très souvent compagnes d'une constitution robuste et de beaucoup de vigueur, tandis que c'est le contraire pour les nuances claires.

Des allures du cheval.

On entend par le mot d'*allures* les divers mouve-mens de jambes qu'un cheval exécute en marchant·
On peut les distinguer en naturelles et artificielles,
et les premières en vraies et défectueuses.

Les allures vraies sont le pas, le trot et le galop;
les défectueuses sont l'amble, l'entre-pas et l'aubin.

Le pas est l'allure la plus posée, la plus grave;
celle qui permet le plus au cheval de se montrer
avec grâce, et qui donne en même temps plus de
facilité pour découvrir ses défauts.

Dans ce mouvement, qui s'exécute avec lenteur et
mesure, le cheval lève une des jambes de devant que
suit immédiatement la jambe de derrière du côté
opposé; les deux autres partent à leur tour dès que
les premières posent à terre, en sorte que l'on peut
remarquer quatre temps dans le pas, séparés par des
intervalles presque imperceptibles. Quand on examine la marche d'un cheval au pas, il faut le faire
venir droit à soi, et observer attentivement s'il lève
les jambes avec assurance et facilité, sans se croiser;
lorsqu'il lève la jambe très haut, marche avec crainte
et paraît prêter l'oreille, c'est un signe presque certain qu'il est aveugle.

Le trot se fait par le même mouvement de jambes
que le pas, avec cette différence que les deux jambes opposées se lèvent au même instant, ce qui fait
que le trot n'a que deux temps au lieu de quatre;

une autre différence plus essentielle, c'est que le mouvement du trot est plus précipité, plus prompt et moins terre-à-terre que le pas ; il a, si l'on peut le dire, quelque chose de désuni qui fatigue beaucoup les personnes qui n'en ont pas l'habitude.

Un bon cheval doit trotter avec assurance, sans bercer les reins à droite et à gauche ; mouvoir ses membres avec force, aisance et liberté ; porter la tête haute et droite. Ceux qui ne trottent pas franchement, qui bercent les reins ou précipitent trop leurs mouvemens, sont d'un mauvais usage.

Le galop est un saut en deux temps dans lequel les deux jambes de devant se lèvent ensemble, et sont suivies immédiatement par celles de derrière, en sorte que pendant un instant, très court à la vérité, les quatre jambes se trouvent en l'air. Un cheval galope de la main droite, ou sur le pied droit, lorsque c'est la jambe de ce côté qui entame le chemin et avance la première ; et de la main gauche ou sur le pied gauche, dans le cas contraire : dans le premier cas, les deux jambes de devant étant levées, la droite est posée à terre un peu plus loin que la gauche, et la jambe droite de derrière suit le même mouvement ; dans le second cas, au contraire, ce sont les deux jambes gauches qui avancent davantage. Le galop est une sorte d'allure forcée, moins souvent usitée que les deux précédentes ; mais comme elle est très essentielle dans un cheval de guerre ou de chasse, on ne doit pas acheter un cheval destiné à l'un ou l'autre de ces usages sans s'assurer qu'il galope juste, que son départ est franc, et ses mouvemens bien cadencés, ce qui prouve qu'il a les reins bons et les jarrets forts. Les chevaux qui galopent le *cul haut*, c'est-à-dire la croupe plus élevée que l'arrière-main, ont d'ordinaire les hanches très faibles.

L'amble est une allure encore plus terre-à-terre que le pas, mais beaucoup plus allongée, dans laquelle les deux jambes d'un même côté partent ensemble, et se posent en même temps, tandis que celles de l'autre côté exécutent à leur tour le même mouvement. Cette allure ne peut se soutenir que sur les terrains plats, doux et unis ; c'est pourquoi les chevaux d'amble sont moins communs en France qu'en Angleterre. Mais, en général, l'amble étant le résultat d'un état de faiblesse habituelle des hanches, ces chevaux ne durent pas long-temps. Du reste, un bon cheval d'amble marche les hanches basses et pliées, et fait beaucoup de chemin en peu de temps. Les jeunes poulains et les vieux chevaux ruinés prennent assez souvent cette allure. Dans quelques parties de la Normandie et de la Bretagne on dresse les jeunes chevaux à cette allure, en leur entravant les jambes par bipède latéral, et les obligeant à marcher ainsi.

L'entrepas ou traquenard est une sorte de *tricotement* de jambes, vite et suivi, qui tient un peu de l'amble et du pas, et qu'adoptent d'ordinaire les chevaux faibles de reins, ceux qui commencent à avoir les jambes usées, et enfin les chevaux de charge qui n'ont plus la force de trotter.

L'aubin est une allure très défectueuse, dans laquelle un cheval faible de hanches et ruiné du train de derrière, galope des jambes de devant, tandis que celles de derrière vont l'amble ou le trot. C'est l'allure de la plupart des chevaux de poste et de tous ceux qui sont très fatigués.

Les allures artificielles sont des modifications des naturelles, imaginées par l'art pour faire briller la grâce d'un cheval et l'adresse de l'écuyer qui le monte. Elles se divisent en airs bas, c'est-à-dire dans lesquels le cheval manie près de terre; et en airs relevés : les uns et les autres appartenant spécialement à l'art du manége, il en sera question dans la troisième partie de ce Manuel.

Des vices auxquels les chevaux sont sujets.

L'étude du caractère des chevaux est pour le moins aussi utile que l'examen de leurs formes extérieures, car un cheval de chétive apparence pourra bien être d'un très bon service, tandis qu'un cheval de très grand prix n'en peut quelquefois rendre aucun, s'il a dans le caractère des défauts essentiels que l'on ne sache pas corriger.

De même qu'un instituteur sage parvient à force de patience à maîtriser l'écolier le plus indocile, de même aussi n'est-il point de cheval, tel vicieux qu'il soit, dont un habile écuyer ne puisse venir à bout. Mais il faut pour cela être homme de cheval, c'est-à-dire connaître à fond les mœurs, le caractère, l'instinct de cet animal; car un homme étranger à cette connaissance, loin de réussir à corriger le cheval le moins vicieux, finira par faire une rosse d'un cheval excellent.

Les défauts les plus ordinaires du cheval sont d'être paresseux, lâche, timide, colère, impatient, malin, ombrageux, rétif, ramingue, vicieux, etc.

La *paresse* provient souvent d'une constitution faible et molle, mais de grands coups de chambrière parviennent quelquefois à la dissiper. Les chevaux paresseux sont en général mélancoliques.

La *timidité* exige beaucoup de douceur de la part de l'écuyer.

La *poltronnerie* rend un cheval peu propre au manége et encore moins à la guerre; ce défaut cède ordinairement aux moyens conseillés contre la paresse. Quant aux chevaux naturellement lâches, il est rare que l'on parvienne jamais à en tirer aucun parti.

L'*impatience* rend le cheval ardent, fougueux, prêt à tout entreprendre : ceux de ce caractère sont difficiles à manier; mais avec de la douceur et beaucoup de patience, on parvient à les maîtriser et à en faire de très bons chevaux. Il ne faut ni les brusquer ni les contrarier.

Le *cheval colère* s'offense de la moindre correction et en conserve la rancune pendant long-temps. Il veut être conduit avec ménagement, mais avec fermeté, car si on lui cède et qu'il sente qu'on le craint, il deviendra intraitable.

Le *cheval ombrageux* est d'autant plus dangereux, qu'il fait des pirouettes et sauts de côté au moment où l'on s'y attend le moins. Il ne faut pas brusquer ces sortes de chevaux, mais les caresser, les flatter de la main en les rapprochant doucement de l'objet qui les effarouche : les chevaux que l'on brutalise sont pour la plupart ombrageux.

Le *cheval malin* est traître et rusé. Souvent il est très docile en apparence ; mais lorsqu'il n'a plus la crainte du châtiment, il se révolte et se défend avec opiniâtreté : on voit des chevaux de cette sorte retenir leurs forces et refuser le service par pure mauvaise volonté. Ce défaut demande de vigoureuses corrections et des services compliqués qui, forçant le cheval à prêter attention, ne lui laissent pas le temps de combiner ses malices.

Le *cheval rétif* s'obstine à ne pas bouger de place, quand il est dans ses momens de caprice, et n'obéit ni à la bride ni aux éperons. C'est ici qu'il faut redoubler de patience et de fermeté : ce vice est très fréquent chez les chevaux à qui l'on a passé trop de fantaisies, ou qui ont été battus sans raison ni discernement.

Le *cheval vicieux* n'a aucun attachement pour celui

qui le soigne, rue et mord toutes les fois qu'il en
trouve l'occasion. Ce n'est qu'avec beaucoup de
peine et avec des punitions appliquées à propos
qu'on parvient quelquefois à corriger les chevaux
vicieux ; du reste, ce défaut est souvent le résultat
des mauvais traitemens, plus que l'effet d'un caractère naturellement mauvais.

On ne saurait trop rappeler aux amateurs et propriétaires de chevaux, que l'éducation de ce précieux
animal demande beaucoup de douceur, de patience,
d'habitude, mais en même temps de fermeté ; qu'un
cheval a assez d'intelligence pour conserver le sou-
venir des bons comme des mauvais traitemens ; qu'une
punition injuste, trop sévère, ou appliquée mal à propos, produit un effet tout différent de celui qu'on en
attend. Enfin, que les meilleurs chevaux se perdent
promptement, et ceux qui sont naturellement vicieux le deviennent davantage, s'ils sont brutalisés,
forcés de travail, ou confiés à des gens incapables de
les gouverner.

De la taille et de l'âge des chevaux.

Il ne suffit pas qu'un cheval soit bien fait et sans
vices, il faut encore qu'il soit d'une taille qui le
rende propre au service auquel on le destine. Sa va-
leur vénale dépend aussi beaucoup de son âge, puisqu'il est évident qu'un cheval jeune durera plus long-
temps et sera d'un bien meilleur service qu'un vieux.

Un cheval de selle de taille ordinaire doit avoir quatre pieds et sept à huit pouces, mesurés perpendiculairement le long des jambes de devant, du haut du garrot à terre; un cheval de carrosse, dix à onze pouces. Les chevaux de cavalerie doivent avoir environ sept pouces dans les hussards; huit à neuf dans les dragons; dix à onze dans la grosse cavalerie.

On ne tient pas compte de la longueur, mais elle doit être proportionnée aux autres dimensions. Pour qu'un cheval soit bien proportionné, il faut que la longueur de la selle remplisse la courbure du dos : la jument doit être plus longue que le cheval.

Le cheval commence à pouvoir être monté à quatre ou cinq ans. Il est dans la force de l'âge après six ans; devient vieux à douze, surtout s'il a été monté trop jeune; et vit de vingt à vingt-cinq ans, quelquefois au-delà. De tous les moyens employés pour connaître l'âge d'un cheval, il n'y en a pas de plus sûr que l'inspection des dents (*voyez* Dentition). Mais comme il ne marque que jusqu'à un certain âge, passé cette époque, on n'a plus d'indice assuré et l'on se trouve réduit à des conjectures : du reste, tout cheval qui ne marque plus devant être considéré comme très vieux, il devient à peu près inutile de savoir son âge au juste.

CHAPITRE II.

ÉDUCATION GÉNÉRALE DES CHEVAUX.

Des diverses races de chevaux, et du moyen de les améliorer.

LES pâturages gras fournissent des races de chevaux d'une grande taille, mais lourds et épais chargés de tête et d'encolure, forts en épaules. Les terrains humides et marécageux ont un autre inconvénient, d'attendrir la corne, de produire des pieds plats et combles, de grosses jambes. On doit conclure de là, et l'expérience le confirme tous les jours, que les chevaux nourris dans les pâturages secs et même arides des pays méridionaux seront petits de taille, nerveux, peu chargés de chair, mais pleins d'ardeur et de feu ; que ceux qui sortiront d'un terrain ni trop sec ni trop gras réuniront la taille à la vigueur; enfin, que ceux des pays marécageux sont grossiers et mous.

L'Espagne est plus renommée pour ses belles mules que pour ses chevaux. Cependant les andalous sont très estimés pour la beauté des formes et les autres qualités que l'on recherche dans les chevaux fins : ce pays fournit de beaux étalons.

Les provinces barbaresques produisent de très bons chevaux de chasse et de manége. Tout le monde connaît la renommée dont jouissent les chevaux arabes, à juste titre : les étalons de ce pays sont très recherchés.

On trouve en Italie, et surtout dans le royaume de Naples, quelques races estimées, surtout pour le carrosse. L'île de Corse, qui n'en est pas éloignée, fournit des chevaux très bien faits, pleins de vivacité et durs à la fatigue; mais la petitesse de leur taille les rend propres à un très petit nombre d'usages.

Les chevaux anglais ont de l'haleine et ne manquent pas de grâce : ils sont généralement grands, nerveux, légers et excellens coureurs, très propres à la chasse ou à disputer le prix dans les courses. Mais ceux qui possèdent toutes ces qualités ne sont pas indigènes; ils proviennent pour la plupart de chevaux barbes. On connaît d'ailleurs le soin extrême avec lequel les Anglais s'attachent au perfectionnement et à la conservation des races.

Enfin plusieurs contrées d'Allemagne, notamment le Mecklembourg, le Holstein, fournissent beaucoup de chevaux estimés pour le carrosse et la grosse cavalerie.

L'éducation des chevaux avait été fort négligée en France pendant long-temps; aussi ne sommes-nous pas aussi riches en ce genre que nous le devrions, eu égard aux autres avantages dont la nature de notre sol et de notre climat nous a favorisés. Cependant le gouvernement a adopté, depuis la révolution, quelques mesures qui, tout imparfaites qu'elles sont, ne peuvent manquer de produire tôt ou tard d'heureux effets, en répandant une salutaire émulation parmi les propriétaires de chevaux. En attendant, nous tirons annuellement des pays voisins plusieurs milliers de ces animaux, soit pour les usages domestiques ou pour ceux de la guerre.

Les chevaux normands et limousins sont grands et robustes; on les emploie communément à la selle, et pour la grosse cavalerie concurremment avec ceux d'Allemagne : il en vient aussi quelques uns du Poitou et de l'Auvergne. Les bas-normands, les flamands et ceux du Cotentin sont excellens pour le carrosse; les comtois et ceux du Boulonnais, pour la charrette : les flamands sont pourtant les moins estimés de tous à cause de leur grosse tête et de leurs pieds plats.

Les meilleures races dégénèrent en peu de temps si l'on n'a soin de les renouveler en les croisant avec des races supérieures : ce moyen est aussi le plus efficace pour améliorer celles qui sont médiocres.

« Il est essentiel, dit M. de Garsault, de bien croiser les races, en s'attachant à faire toujours saillir les jumens par des chevaux de pays différens du leur; sans cela, c'est-à-dire si vous accouplez une jument avec un cheval de son pays, ce qui en proviendra ne manquera pas de dégénérer, n'étant point dans le sol originaire. C'est pourquoi, au lieu d'accoupler une jument d'Espagne avec un cheval d'Espagne, un cheval anglais avec une jument anglaise, il faut donner un cheval d'Espagne à cette dernière, et un cheval anglais à la jument espagnole; et ainsi des autres. Ces races mêlées donnent, pour ainsi dire, naissance à des races nouvelles qui, participant des qualités différentes des pères et des mères, relèvent l'une par l'autre. » (Cette assertion est contestée aujourd'hui.)

Le même auteur assure que, si de deux bons chevaux croisés avec les précautions nécessaires, il ne résulte qu'un poulain médiocre, ainsi que cela arrive quelquefois, on en pourra tirer des chevaux qui remonteront à leur race originaire et retrouveront les qualités de leur aïeul.

Il paraît reconnu actuellement que pour obtenir d'heureux résultats de ces croisemens, il faut toujours prendre un étalon provenant de contrées plus méridionales que celle d'où est la jument ; ainsi l'arabe, le turc, le persan, etc., amélioreront nos races indigènes, tandis que les allemands, etc., l'abâtardiront.

De la monte et du part.

Un cheval fin ne doit pas faire le service d'étalon avant l'âge de six ans révolus, et il pourra durer alors jusqu'à dix-huit, vingt, et même vingt-cinq ans. Il ne faut pas s'attendre néanmoins qu'il donne, dans cet âge avancé, d'aussi beaux rejetons que dans sa jeunesse. Les chevaux communs acquérant plus promptement que les autres la vigueur nécessaire, peuvent être employés à cet usage un an ou deux plus tôt, mais ils durent aussi beaucoup moins. Quant aux jumens, on peut les faire saillir dès l'âge de quatre ou cinq ans, jusqu'à quinze ou seize.

Les poulains participant essentiellement des qualités de leurs pères et mères, les personnes jalouses de faire de beaux élèves ne peuvent apporter trop de soins dans le choix des individus destinés à produire race.

On fait cas d'un étalon dans la force de l'âge, beau, fringant, d'une belle encolure, bien ouvert entre les bras et les jarrets, réunissant l'élégance des formes à la vigueur : on rejette ceux qui auraient quelques défauts essentiels de conformation, quelque maladie réputée héréditaire, telle que la disposition aux fluxions, les yeux faibles ou lunatiques, les jarrets mauvais, les éparvins, courbes, vessigons, etc., à plus forte raison la pousse ou la morve. Outre qu'un cheval ramingue, ombrageux, malin ou attaqué de quelque autre vice de même genre serait dangereux dans un haras, il serait à craindre que sa progéniture ne s'en ressentît. Ces défauts suffiraient donc pour faire rejeter un étalon qui réunirait d'ailleurs toutes les qualités physiques requises.

Quoique la nature du poil n'influe en rien sur la bonté intrinsèque d'un cheval, on ne doit pourtant pas dédaigner dans un étalon fin la beauté de la robe. Les plus estimés sont le noir ou le blanc, l'isabelle à crins noirs, le bai doré et cerise, l'alezan ; en général les couleurs franches, et non celles qui sont lavées ou mal teintes.

Généralement parlant, le poulain emprunte plus des formes du père que de celles de la mère. Il y a donc moins de précautions à apporter dans le choix de celle-ci, sous le rapport de la figure. Si elle est convenablement accouplée, elle fera toujours beaucoup mieux qu'elle ; il ne faut cependant pas s'attendre à voir sortir d'une jument grossière ce que produira celle qui descend d'une race distinguée.

Une bonne poulinière doit avoir le coffre et la croupe vaste, afin que son fruit puisse y acquérir le développement nécessaire : celles qui ont les côtes aplaties et par conséquent le ventre resserré, mettent au monde des poulains chétifs et grêles ; il faut de plus qu'elle soit bonne nourrice, et qu'elle ait un bel avant-main, parce que quand elle prête quelque chose de sa figure à son fruit, c'est plus particulièrement cette partie. Les jumens anglaises, allemandes et normandes, de bonne race, sont réputées les meilleures.

Les jumens entrant communément en chaleur vers la fin de mars ou le commencement d'avril, la saison de la monte commence à la même époque, et dure deux à trois mois ; mais il ne faut pas attendre qu'elle soit trop avancée, parce qu'il est bon que les jumens soient couvertes plusieurs fois à quelques jours d'intervalle, ce qui ne pourrait plus avoir lieu si on laissait passer leurs premières chaleurs sans les présenter à l'étalon.

Il ne conviendrait pas de faire couvrir celles qui le demanderaient plus tôt ou plus tard, parce que dans le premier cas le poulain viendrait au monde pendant les froids et avant la saison des herbes, et que dans le second il aurait trop à souffrir de la chaleur, des mouches, et n'aurait pas le temps d'acquérir les forces nécessaires pour résister à l'hiver. Il est cependant beaucoup de poulains, venus dans l'arrière-saison, c'est-à-dire vers novembre ou décembre, qui n'en réussissent pas moins bien, et qui font de bons et beaux chevaux. On reconnaît qu'une jument est au point convenable pour être couverte, à l'émission par la vulve, de cette humeur visqueuse ou *hippomanes*, et aux signes qu'elle donne à la vue d'un mâle. On a d'ailleurs dans les haras un étalon d'essai ou *boute en train*, qui ait l'habitude d'hennir fréquemment, et l'on passe devant lui les jumens que l'on veut essayer. (1)

Outre les qualités générales que l'on doit rechercher dans les individus destinés à la reproduction de leur race, il en est de particulières et de relatives

---

(1) C'est un moyen qu'on ne met plus que rarement en usage.

au produit que l'on veut obtenir, qui mettent dans la nécessité de combiner en conséquence l'accouplement des races et celui des figures.

Par exemple, l'étalon barbe ou arabe engendre ordinairement un poulain plus grand que lui, l'espagnol fait plus petit, l'anglais à peu près de sa taille. D'où il suit que pour avoir une race de grands chevaux, il s'agit principalement de choisir des étalons pouvant faire plus grand qu'eux, et réciproquement : de même que pour avoir des chevaux en même temps fins et de belle taille, on accouplera des étalons fins avec des jumens étoffées; ou avec des jumens très fines, des étalons un peu plus épais, mais de belle race, etc.; en un mot, il faut assortir les tailles et les figures, de manière à produire, dans le rejeton qui doit en résulter, les proportions que l'on désire.

Un bon étalon peut servir au moins dix à douze jumens, et dépasserait aisément ce nombre si on ne le ménageait. Lorsque le moment de la monte approche, il convient de lui donner une bonne nourriture; de la bonne avoine, quelques féveroles, peu d'orge, de la bonne paille de froment hachée ou entière; de le faire promener tous les jours sans l'employer à des travaux pénibles. Les étalons étant particulièrement disposés à devenir poussifs, le foin, la boisson trop abondante et le manque d'exercice augmentent singulièrement cette disposition. On peut leur donner outre leur ration habituelle, un peu de froment, mais rien qui puisse les échauffer d'une manière surnaturelle, ainsi que quelques personnes le pratiquent. La jument demande à peu près le même régime.

Le moment de la monte venu, deux hommes tenant chacun une longe attachée au caveçon conduisent l'étalon à la jument : celle-ci est tenue par un troisième, qui a soin de lui parler et de la tranquilliser si elle s'agite. Les hommes employés à ce service connaissent les moyens de s'opposer aux mouvemens désordonnés que l'étalon ou la jument peuvent faire dans cette circonstance; mais afin d'éviter que ces animaux ne se blessent, il est bon de les déferrer de derrière. (1)

Aussitôt que l'étalon a fini sa fonction, on le rentre promptement à l'écurie pour lui abattre la sueur et le bouchonner; on le couvre et on le laisse tranquille pendant deux ou trois heures, après lui avoir donné un peu d'avoine. Quoiqu'il puisse saillir tous les jours, on fera bien de le laisser repo-

----

(1) Il vaut encore beaucoup mieux entraver les pieds de derrière avec des entravons qui seront attachés à l'aide de cordes à une bricole que l'on passe au cou de la jument. Comme la queue peut aussi mettre obstacle à la copulation, on l'attachera par le tronçon avec une corde qui sera fermement fixée à la bricole ; si malgré ces moyens la jument ne restait pas tranquille on lui placerait un torche-nez.

ser un jour sur deux ou trois, et il n'aura même pas
besoin d'autre exercice pendant toute la saison de la
monte.

A l'égard des jumens, aussitôt qu'elles ont été
couvertes, on les reconduit à la prairie ou à l'écurie.
Quelques personnes sont dans l'usage de les promener l'espace d'un quart d'heure, afin de les faire
retenir; d'autres leur jettent un seau d'eau froide
sous la queue, dans le même but; mais ces moyens
sont plus préjudiciables qu'utiles.

Il est assez difficile de reconnaître à des signes
certains qu'une jument est pleine, avant que son
fruit commence à remuer : cependant on remarque
assez généralement que celles qui ont retenu, refusent de recevoir le mâle de nouveau, et se main-
tiennent plus grasses que les autres : on peut aussi
faire trotter pendant quelques instans celles que l'on
soupçonne pleines; alors, si après les avoir fait boire
et manger, on applique la main sous leur ventre,
on sentira plutôt les mouvemens en question; mais
il est évident que ce signe ne peut servir qu'au bout
de quelques mois.

La jument porte onze mois et quelques jours,
et met bas un seul poulain, très rarement deux.
Elle redevient en chaleur, et peut être présentée de
nouveau à l'étalon dès le neuvième jour, ce que l'on
renouvelle de neuf en neuf jours, jusqu'à ce qu'elle
s'y refuse : c'est ainsi qu'en usent les personnes qui

tiennent plus au nombre qu'à la beauté des produits. (1)

Les jumens pleines demandent à être très ménagées,
surtout pendant les deux mois qui précèdent le
moment du part; celles que l'on tient habituellement à l'écurie ne donnent pas des poulains aussi
forts, et sont moins bonnes nourrices que celles qui
sont habituées au grand air et aux herbages : aussi
est-il convenable que les poulinières pâturent en
liberté pendant la belle saison, et ne rentrent à
l'écurie qu'aux approches de l'hiver; elles redoutent
plus les pluies froides que les fortes gelées.

Les étalons doivent rester habituellement à l'écurie; il convient aussi de les panser avant de les
conduire à la jument, pour pouvoir les laisser ensuite plus tranquilles, et de choisir pour cela le
moment le moins chaud de la journée.

Des soins à donner aux jumens en travail.

Bien que les jumens mettent ordinairement bas

---

(1) C'est une pratique très mauvaise que de faire
saillir les cavales neuf jours après qu'elles ont mis bas,
sous prétexte qu'elles retiennent plus aisément : en effet,
il est facile de s'apercevoir que, dans ce cas, la mère
doit fournir difficilement à la nourriture de deux individus,
et, par conséquent, s'épuise bien plus que lorsqu'on attend
à l'année suivante pour lui donner l'étalon; au reste il est
prouvé par l'expérience que, dans ce dernier cas, elle
conçoit plus facilement.

sans avoir besoin d'aucun secours étranger, il est
des circonstances où la main de l'homme devient
nécessaire ; d'ailleurs, la mère et son fruit demandent des soins particuliers aussitôt après le part.

Aux approches du terme, le ventre s'affaisse, les
flancs se creusent, les mamelles sont gonflées, et
laissent échapper un lait séreux ; la jument, mal assurée sur ses jambes, et tourmentée par intervalles
de douleurs aiguës, marche avec peine, se couche
et se lève fréquemment, fait des efforts violens pour
se débarrasser du fardeau qui la tourmente ; le vagin
s'élargit considérablement, et les eaux ne tardent
pas à percer.

Dans l'ordre naturel, le poulain se présente par
la tête, posée sur les deux jambes de devant, la
nuque en haut et le nez en bas ; viennent ensuite le
corps et l'arrière-faix ; le cordon se rompt ordinairement de lui-même.

Si les choses ne se passent pas aussi naturellement,
et que l'on ait lieu de craindre pour la mère ou son
fruit, il faut de suite réclamer les secours d'un
homme de l'art ; mais en attendant son arrivée,
voici ce que l'on doit faire :

Si la jument fait des efforts infructueux pour
se délivrer, et que ses forces paraissent succomber,
on peut lui faire avaler une bouteille de vin chaud
ou deux onces de thériaque délayée dans du vin,
si elle est vieille, faible et maigre ; mais une saignée
conviendrait mieux si elle est jeune et vigoureuse.

Si le poulain est mort, ce que l'on reconnaît, lorsque à la suite d'un accident quelconque on a cessé de le sentir remuer en appliquant le plat de la main sur le ventre, il faut, après s'être frotté d'huile tout l'avant-bras, l'introduire dans le ventre pour retirer le fœtus mort.

Si, quoique vivant, il ne peut sortir parce qu'il se présente mal, c'est-à-dire dans une position autre que celle ci-dessus décrite, il faut employer la main, comme il vient d'être dit, pour le ranger convenablement.

Si une jument pleine éprouve un accident qui fasse craindre qu'elle n'avorte, il faut de suite lui tirer un peu de sang; la laisser libre dans l'écurie avec une bonne litière, la mettre à l'eau blanche et à la diète, jusqu'à ce que le danger soit dissipé.

Si, malgré ces précautions, on ne peut prévenir l'avortement, il faut la garantir soigneusement du froid; la traire si elle a beaucoup de lait, et la mettre à la diète pour prévenir les ravages qu'il occasionnerait.

Les jumens se couchent pour mettre bas, hors un très petit nombre de cas. Lorsque le moment du part approche, on les enferme, libres et sans licol, dans une écurie séparée, à l'abri du froid et de l'humidité; on leur fait une bonne litière, et l'on ne laisse autour d'elles personne d'inutile, parce que beaucoup de jumens sont gênées par la présence de trop de monde.

Quelques instans après sa naissance, le poulain se lève le premier pour aller auprès de la tête de sa mère se faire lécher : il paraît plus leste et plus fort après cette opération; la mère se lève ensuite elle-même, et il se présente aussitôt pour téter. S'il a de la peine à trouver les mamelles, il faut, pour la première fois, les lui présenter avec la main.

Beaucoup de personnes prétendant que le premier lait, qui est liquide et un peu purgatif, peut donner des tranchées, conseillent de le traire, ou d'éloigner le poulain de sa mère pendant quelques heures. C'est une erreur fondée sur l'ignorance des véritables propriétés de ce lait : loin d'être malfaisant, il est très utile en ce qu'il facilite l'évacuation de cette humeur noire et visqueuse qui remplit l'estomac des jeunes animaux, et qui leur cause souvent elle-même les coliques et les tranchées que l'on attribue improprement au lait.

Il arrive quelquefois que, sans causes connues, la mère refuse obstinément de se laisser téter par le nouveau-né et qu'elle cherche même à le mordre; dans ces circonstances, qui ont lieu fréquemment lorsque la jument voit son premier poulain, on doit, par des caresses et des soins assidus, la forcer à se laisser approcher par lui.

On est obligé d'employer le même moyen lorsqu'un poulain ayant perdu sa mère, on est obligé de lui donner une nourrice, qui ne manquera pas de le mal accueillir dans les commencemens. Si, au contraire, on veut donner un second nourrisson à la jument qui vient de mettre bas, ou en substituer un autre au sien, il faut frotter l'étranger avec l'arrière-faix du nouveau-né, ou avec une partie de son cadavre s'il est mort, et elle le nourrira sans difficulté.

Les jumens nouvellement délivrées, doivent être renfermées à part avec leurs petits pendant dix ou quinze jours, selon la saison; et nourries avec du très bon foin, un ou deux picotins d'avoine et d'orge mélangés, et de l'eau blanche. Au bout de ce temps, les jeunes poulains étant assez forts pour aller à la prairie, on les y conduira avec leurs mères, si le temps le permet. Cet exercice leur fera beaucoup de bien; mais il faut les garantir avec soin, pendant les premiers jours, du froid, de l'humidité, et surtout de la grêle.

Plusieurs auteurs, dont quelques uns très recommandables du reste, prescrivent de faire brûler des plumes de pigeon sous le nez d'une jument pour l'empêcher d'avorter; de lui faire avaler, dans le même but, un moineau plumé vivant, ou le gésier d'une volaille fraîchement tuée. Je pense que ces prescriptions et beaucoup d'autres de même nature, accréditées surtout dans les campagnes, n'ont aucune vertu, quand toutefois elles ne sont pas dangereuses.

De l'éducation des poulains.

Les poulains nés au commencement de l'automne doivent être sevrés au printemps suivant, c'est-à-dire vers l'âge de six à sept mois : ceux que l'on fait téter plus long-temps, à moins qu'ils ne soient faibles et délicats, prennent il est vrai plus de taille et d'embonpoint, mais ils ont en général peu de vigueur.

Les jeunes poulains paraissent tristes, inquiets, dès qu'on les retire d'auprès de leur mère, et refusent quelquefois de manger ; mais ils ne tardent pas à l'oublier et reprennent leur vivacité naturelle. On leur donne pour nourriture du son mêlé avec de l'orge ou de l'avoine écrasée, ou ces deux grains mélangés, du foin bien tendre, et on les conduit au pâturage aussitôt que le temps le permet. Il faut observer que l'herbe trop nouvelle leur lâche le ventre, les empêche de profiter, et leur cause quelquefois des tranchées.

On recommande de leur écraser le grain, parce que si on le leur donnait entier, ils en perdraient beaucoup, le mâcheraient avec peine et auraient une dentition difficile ; beaucoup de personnes sont même dans l'usage de ne donner que du son pendant les premiers mois. Le grain nous paraît préférable, surtout pendant l'usage des herbes tendres.

Les poulains en sevrage doivent être enfermés dans une écurie bien saine, très propre, point trop chaude afin de ne pas les rendre frileux ; il faut que les mangeoires et rateliers soient assez bas pour qu'ils puissent y manger avec facilité. On renouvelle leur litière soir et matin ; et toutes les fois que le temps est beau, on les mène promener, en évitant autant que possible les terrains humides et ceux qui sont entrecoupés de fossés, ravins ou inégalités quelconques.

On leur tond la queue vers l'âge d'un an, afin qu'elle devienne plus fournie; opération que l'on peut réitérer une ou deux fois, à cinq ou six mois d'intervalle. A dix-huit mois ou deux ans, on les sépare d'avec les pouliches, parce que, sentant déjà le premier aiguillon de l'amour, ils pourraient s'énerver sans retour.

A trente mois, on peut commencer à leur donner un licol et à les panser à fond; jusque-là, il convient de les laisser libres et de se borner à les frotter avec une brosse, ou à les peigner de temps en temps. Cet âge est aussi le plus propice pour hongrer, quoique cette opération puisse se faire jusqu'à un âge assez avancé.

A trois ou quatre ans, on cesse de les envoyer au pâturage, afin de fortifier leur constitution par une nourriture sèche. M. de Garsault conseille de ne leur donner à cette époque que de la paille, pendant une huitaine de jours, afin de les laisser *vider leur vert*; et de leur administrer quelques vermifuges, si la saison des herbages a été froide et humide. Mais nous pensons qu'il convient mieux de les faire passer petit à petit du vert au sec, et de ne leur administrer de vermifuges qu'autant que la présence des vers forcerait à avoir recours à ces moyens.

Les jeunes poulains sont sujets à avoir les jambes enflées, particulièrement quand ils fréquentent des pâturages gras ou humides. Si le gonflement ne se dissipe pas de lui-même au bout de quelques jours, il faut frotter les parties avec de l'eau-de-vie camphrée, ou avec du gros vin dans lequel on aura fait bouillir des herbes aromatiques. Ce remède est aussi très bon pour fortifier les jambes faibles et grêles.

Les poulains peuvent être montés à l'âge de quatre ans; mais il vaut mieux attendre jusqu'à cinq, et même jusqu'à six quand on veut avoir de bons chevaux de manége. En général, les chevaux qui ont été ménagés pendant leur jeunesse, se conservent bien plus long-temps fins et vigoureux, que ceux que l'on a mis au travail trop tôt. On les ferre quelques mois seulement avant de s'en servir.

Cependant il est essentiel de les dresser de très bonne heure, afin d'en venir plus facilement à bout. A cet effet, dès les premiers jours de leur rentrée du pâturage, c'est-à-dire dès le milieu de la troisième année, on commence à les faire trotter tous les jours à la longe autour du pilier, jusqu'à ce qu'ils soient accoutumés à cette première leçon.

On les habituera petit à petit à supporter, tous les jours pendant quelques heures, une selle dont la sangle ne fera d'abord que leur effleurer le ventre sans le serrer, ou un harnais léger avec une croupière un peu longue; on leur mettra le bridon un peu plus tard. On les accoutumera en même temps à se laisser approcher sans difficulté, à donner le pied à volonté, etc.

Cela fait, et lorsque le cheval tournera facilement aux deux mains, qu'il ne s'effarouchera plus lorsque l'on voudra le toucher; on commencera à lui monter sur le dos, d'abord sans le faire marcher, puis pour lui faire faire quelques pas. Si on le destine au trait, on l'attellera avec un cheval fait, et on le conduira par la bride jusqu'à ce qu'il puisse s'en passer; on l'habituera ainsi à avancer, reculer, tourner, etc., en lui donnant au besoin de petits coups de gaule, mais avec beaucoup de douceur et sans le brusquer.

Ces diverses leçons doivent être données petit à petit, lentement, de manière à ne pas fatiguer ou impatienter le cheval; et il ne faut le faire passer de l'une à l'autre que lorsqu'il est bien confirmé dans les précédentes. Il faut en même temps lui parler, le flatter, ne le châtier que le moins possible, et n'exiger rien qui soit encore au-dessus de ses forces ou de son intelligence. Les chevaux qui sont rudoyés dès leur tendre jeunesse, deviennent presque toujours rétifs, ramingues, et difficiles à gouverner, tandis que ceux qui ont été traités avec les ménagemens nécessaires ne donnent aucune peine à dresser.

Les chevaux qui n'ont point été apprivoisés dès leur tendre jeunesse, restent assez souvent farouches, au point de ne se laisser approcher que très difficilement. On parvient quelquefois à les adoucir à force de patience et de ménagemens; mais lorsque ces moyens sont insuffisans, il n'y en a pas de plus sûr que de leur laisser endurer la soif; ou de les attacher à rebours au ratelier, et de placer auprès d'eux un homme qui les veillera jour et nuit pour les empêcher de dormir, en leur donnant de temps en temps une poignée de foin.

De la dentition, des diverses périodes de la vie du cheval, et des moyens de reconnaître son âge jusque dans la vieillesse la plus avancée. (1)

La vie du cheval est divisible en trois périodes qui sont :

1°. *L'accroissement;*

2°. *L'équilibre* ou *l'âge de force;*

3°. Le *décroissement.*

Ces périodes ne comprennent pas exactement le même âge pour toutes les races de chevaux : tout ce que nous allons dire s'applique directement aux races fines de l'Europe méridionale et des pays de montagnes, et avec quelques modifications, aux sujets très favorisés ou aux races dégénérées.

____

(1) Extrait du cours d'hippognostique professé à l'école royale d'artillerie de Metz, par M. Collaine, ancien professeur à l'école royale vétérinaire de Milan.

(**PREMIÈRE PÉRIODE.** *L'accroissement.*)

Le corps perdant moins qu'il ne reçoit, se déve-loppe journellement. D'abord très court, le sque-lette s'allonge et s'élargit progressivement ; il cesse, en se perfectionnant, d'être haut monté et serré.

L'encolure s'étend, se fortifie et prend de la grâce, la croupe s'arrondit. L'extension du diamètre per-pendiculaire de la poitrine, et l'allongement plus ra-pide des membres antérieurs en proportion des pos-térieurs, élèvent le garrot au-dessus de la croupe qui le dominait d'abord. L'animal perd la faculté de se gratter l'oreille, du pied postérieur, et ensuite l'habitude de l'amble. Le développement général, et particulièrement celui du corps, des os longs, de leurs apophyses, et des muscles, régularise l'en-semble et fait disparaître la difformité résultant de la grosseur des principales articulations, et de la disproportion de la tête. Les modifications dentaires durant cette période sont à peu près les mêmes dans toutes les races.

L'accroissement se subdivise en deux époques, dé-terminées, la première par l'éruption et le remplace-ment des dents de lait, qui a deux degrés ; la se-conde par le rasement des cavités, qui continue dans la période suivante et annonce la jeunesse ou le troi-sième âge.

(Éruption et remplacement des dents de lait.)

Premier degré. *Éruption et rasement des dents de lait. — Enfance du cheval, depuis la naissance jusqu'à* 30 *mois.*—Il est dit poulain et n'a point encore d'incisives permanentes (*Fig.* 1). La tête, le ventre et les articulations du nouveau-né sont d'une grosseur excessive; les extrémités sont d'une longueur également remarquable, et une bourre frisée le couvre au lieu de poils ; il a les formes empâtées; un grand appétit et une digestion puissante que dérangent le sevrage et la transition aux alimens solides, qui sont pour lui une époque critique. Il est doué à la fois d'une grande propension et au sommeil et à l'activité, passant brusquement de l'un de ces états à l'autre, et manifestant en général une sensibilité extrêmement vive qui s'émousse par degrés. Les solides sont mous et faibles, la circulation libre, les sécrétions abondantes. L'animal est sujet à la constipation, aux tranchées et aux hernies, surtout durant les premiers jours de son existence ; un peu plus tard à l'*hydrorachis*, à l'*hydrocéphale* et au *rachitisme.* Mais la plupart des autres maux qui l'affligent sont promptement surmontés par la nature. Les testicules descendent du septième au quinzième mois, et vers le dix-huitième, le poulain peut se reproduire.

Première quinzaine (*Fig.* 2). Deux pinces à murailles

peu élevées, salies de cortex ; les premières et les deuxièmes molaires caduques sortantes.

De *quinze à soixante jours* (*Fig.* 3). Deux pinces, AA, et deux mitoyennes, BB, qui se montrent à trois mois seulement dans l'âne : les troisièmes molaires caduques sortantes.

De *quatre à sept mois* (*Fig.* 4). Deux pinces un peu usées, AA ; deux mitoyennes frottées, BB ; le bord externe du coin, CC, sortant.

De *dix à quatorze mois* (*Fig.* 5). Les pinces, AA, presque rasées, les mitoyennes, BB, à demi usées, le bord interne 1 du coin, C, égal au bord externe 2 ; le collet des dents visibles. Sortie des premières arrière-molaires permanentes.

De *dix-sept à vingt-quatre mois* (*Fig.* 6). A, B, C. Le poulain rase partout, le collet des dents est très prononcé, l'émail bien décrassé ; sortie des deuxièmes arrière-molaires permanentes.

De *vingt-quatre à trente mois* (*Fig.* 6). A, B, C. Continuation de l'allongement et du rétrécissement des incisives ; remplacement des premières et deuxièmes molaires caduques.

La conformation des mâchoires et celle des dents de lait, depuis la naissance du poulain jusqu'à l'âge de trente mois est indiquée dans la figure 7.

Deuxième degré. Chute et remplacement des dents de lait. Adolescence du cheval depuis trente jusqu'à soixante mois. Le poulain devient cheval. Le volume des dents de lait se réduit quoiqu'elles semblent plus épaisses ; elles sont successivement remplacées par paires dans l'ordre de leur ancienneté, par des organes larges, épais, en grande partie creux ; et l'appareil dentaire est complété par l'éruption des crochets et des dernières molaires ; qui, ainsi que celle des coins, et quelquefois aussi celle des autres dents, cause la gourme, l'ophthalmie, des convulsions, des coliques, la diarrhée, etc., maux conséquens au travail des glandes et à la distension du système osseux, déjà en grande partie solidifié et développé sur la fin de la période ; d'où des vices osseux, des maux glandulaires, suites d'irrégularités dans la nutrition de ces systèmes. L'animal a pris toute sa hauteur entre cinq et six ans, ou avant ; le développement des jumens est d'un huitième plus rapide.

De *trente à trente-six mois* (*Fig.* 8). Chute et remplacement des pinces, et des troisièmes molaires caduques ; mais l'avant-molaire succédante peut retarder de plus d'une année.

De *quarante-deux à quarante-huit mois* (*Fig.* 9). Chute et remplacement des mitoyennes, BB.

De *cinquante-quatre à soixante mois* (*Fig.* 10). Chute et remplacement des coins, CC ; le bord externe, I, existe d'abord seul et forme le croissant. L'éruption de la troisième molaire permanente retarde quelquefois d'une année.

La conformation des mâchoires et celle des dents,

depuis trente jusqu'à soixante mois, est indiquée
dans la figure 11.

(*Rasement des cavités.*)

Le rasement des cavités, qui continue dans la période suivante, annonce la jeunesse. Il dure pendant l'érasion des incisives inférieures, dont alors
la direction en arc de cercle se rapproche de la
perpendiculaire; et finit quand l'accroissement en
largeur est complet, ce qui a lieu de huit à douze
ans, suivant les races : c'est l'époque du développement des hémorrhagies nasales et pulmonaires, de
la *phthisie*, de la *catalepsie*, des fièvres et des maladies inflammatoires des organes de la respiration :
ainsi que pendant les époques précédentes, le bord
génal est très épais et arrondi, la face externe de la
partie coquelée très convexe; la cavité occupe
presque toute la table de chaque dent en pleine
marque. L'éruption des crochets varie entre quatre
et huit ans.

De *soixante-six à soixante-douze mois* (*Fig.* 12). Rasement des pinces AA; mitoyennes moins emplies,
BB; la cavité des coins, CC, est complète, mais le
bord interne est intact, et plus bas que l'externe qui
ayant déjà frotté est usé en partie.

De *six à sept ans* (*Fig.* 13). Effacement des mitoyennes BB, et usure de tout le contour du
coin CC.

De *sept à huit ans* (*Fig.* 14). Les coins CC, sont remplis et usés ; l'animal rase du bas.

La conformation des dents depuis soixante-six mois jusqu'à la fin de la huitième année, est indiquée dans la figure 15.

(DEUXIÈME PÉRIODE. *L'équilibre ou l'âge de force.*)

Cette période commence avec l'effacement des pinces supérieures, et finit quand celles de la rangée inférieure deviennent trigones, ce qui a lieu vers la troisième année ; l'organisme est alors perfectionné et les forces sont à leur maximum. Il y a équilibre entre les matières ingérées et les substances excrétées ; par conséquent, sauf l'oscillation d'embonpoint à maigreur, il n'y a point de changemens notables, le sujet est donc exempt des maladies conséquentes aux modifications des systèmes, aux autres époques. Cette période et la suivante sont beaucoup plus longues que la première dans les races des régions sèches et chaudes ou montagneuses ; les dents ont acquis leur plus grand volume et portent des traces de cortex qui salit un émail, bien décrassé seulement aux points saillans. Sur la fin de la période, la prédominance des systèmes hépatique et veineux abdominal, commence à s'établir, ce qui en rend fréquentes les maladies au début de la période suivante où les chevaux sont disposés à nombre de dérangemens, notamment à la pousse, etc. , etc.

De *huit à neuf ans* (*Fig.* 16). Le rasement des cavités a lieu aux pinces **AA**, de la mâchoire supérieure.

De *neuf à dix ans* (*Fig.* 17). Le rasement des cavités a lieu aux mitoyennes **BB**, de la mâchoire supérieure.

De *dix jusqu'à douze ans* (*Fig.* 18). Le rasement des cavités a lieu aux coins **CC**, de la mâchoire supérieure.

La conformation des dents depuis huit jusqu'à douze ans est indiquée dans la figure 19. Ainsi que celle des mâchoires depuis six jusqu'à douze ans.

(TROISIÈME PÉRIODE. *Le décroissement.*)

Les pertes surpassant l'acquisition, le volume général décroît ; la colonne s'enselle ou s'exostose, s'anchylose et devient inflexible ; les angles des membres se redressent conséquemment à la rétraction des muscles et des tendons ; c'est cette même cause qui courbe les articulations, naturellement perpendiculaires ; la sensibilité s'amortit, l'animal indifférent à tout perçoit peu les aides ; la vue baisse ; les crins et le poil des points voisins des os blanchissent.

Le décroissement se subdivise en deux époques déterminées, la première par la trigonéité des incisives, la seconde par l'ovalité perpendiculaire de ces incisives.

(Trigonéité des incisives.)

Les incisives, de transversalement ovales qu'elles étaient, deviennent successivement trigones par ordre d'ancienneté ; effet de l'affaiblissement de la nutrition, mieux prouvé encore par l'abaissement de la convexité coquelée, l'amincissement du bord génal, le redressement des côtés de l'arc dentaire. Le décroissement général, peu sensible d'abord, devient ensuite très apparent, par la flaccidité des muscles, celle de la peau qui se ride et se couvre de dartres, etc. ; les viscères, les gros vaisseaux et es parties ligamenteuses se roidissent et s'encroûtent de dépôts calcaires ; les os deviennent fragiles, les digestions s'altèrent, quoique la voracité soit plus marquée que dans la période précédente. Les veines dilatées par la lenteur de la circulation ressortent fortement sur la peau. L'élaboration, et conséquemment la calorification sont moindres, comme le prouve la lenteur du corps à se ressuyer. Plus l'animal avance en âge, plus il est exposé aux catarrhes, aux rhumatismes, à l'asthme, aux calculs, et à la morve, par laquelle finissent la plupart des vieux chevaux des pays septentrionaux qui ont résisté à la gêne de la ferrure.

Premier degré. *Maturité.* Les tables des incisives de la rangée supérieure sont encore transversalement ellipsoïdes ; dans l'inférieure, la grande face du trigone est en avant; l'arc dentaire est sensiblement en ogive. Si la cavité existe, elle est absoude, superficielle et peu étendue, mais garnie de son émail, ce qui n'existe pas aux contremarques; la convexité coquelée inférieure s'aplatit.

De *douze à treize ans* (*Fig.* 20). Le caractère de trigonéité se prononce aux pinces de la mâchoire inférieure AA.

De *treize à quatorze ans.* (*Fig.* 21.) Le caractère de trigonéité se prononce aux mitoyennes de la mâchoire inférieure BB.

De *quatorze à dix-sept ans* (*Fig.* 22.) Le caractère de trigonéité se prononce aux coins de la mâchoire inférieure.

La conformation des dents depuis douze jusqu'à dix-sept ans est indiquée par la figure 23.

Deuxième degré. *Déclin.* La rangée supérieure des incisives a encore la grande face en avant, et peut avoir des cavités réduites et conformes au contour auxquelles ne ressemblent jamais les contremarques faites dans un âge avancé. La rangée inférieure des incisives a la petite face en avant. L'arc dentaire est devenu pyramidal; le volume des dents et des os qui les supportent est diminué fortement.

De *seize à dix-neuf ans* (*Fig.* 24). Le caractère de trigonéité se prononce aux pinces AA de la mâchoire supérieure.

De *dix-huit à vingt-trois ans* (*Fig.* 25). Le caractère

de trigonéité se prononce aux mitoyennes BB, et aux coins CC de la mâchoire supérieure.

La conformation des dents depuis seize jusqu'à vingt-trois ans est indiquée par la figure 25. L'arc dentaire ou la conformation des mâchoires, depuis douze jusqu'à vingt-trois ans, est indiquée par la figure 26.

(*Ovalité perpendiculaire.*)

La table des dents décroît et la face chanfrine se déprime; la démarche est roide et de moins en moins assurée par l'affaiblissement graduel des membres; le décroissement général et la réduction du squelette sont rendus apparens par l'affaissement des parties molles, par l'usure des os et des cartilages, et par la résolution des exostoses. L'encolure devient penchante ou grêle et renversée. Les crins, la croupe et les oreilles sont tombans, les salières creuses, les yeux enfoncés; la voix change, toutes les fonctions languissent, les sens s'éteignent. Néanmoins, le sujet bien constitué qui a peu souffert se conserve sain et démontre des facultés prolifiques jusqu'à l'âge le plus avancé.

Premier degré. *Vieillesse.* Les incisives inférieures deviennent perpendiculairement ellipsoïdes, se raccourcissent et se rétrécissent; leur table est en losange irrégulier à angles très émoussés, ou en triangle très prolongé de devant en arrière; les deux grandes

faces sont encore latérales dans la mâchoire supé
rieure.

De *vingt à vingt-six ans* (*Fig.* 27). Les incisives de
la mâchoire inférieure deviennent perpendiculaire·
ment ovales, et les molaires tombent.

La conformation des dents, de vingt à vingt-six
ans, est indiquée par la figure 28. L'arc dentaire ou
la conformation des mâchoires est indiquée par la
figure 29.

Deuxième degré. *Caducité.* Les tables des deux
rangées sont perpendiculairement ellipsoïdes. Ces
organes et les os sont réduits au quart de leur volume primitif; ils sont horizontaux, pleins, jaunes,
compactes, usés en biseau du côté interne. Le cul-
de-sac de la racine est quelquefois entamé mais
toujours très visible en avant du vestige de la cavité, par un point superficiel et décoloré. La partie
coquelée est mince, redressée, étroite et plate.
Quoique la chute des dents ait été trop rarement
observée pour servir de base à des renseignemens
positifs, il est bon de la mentionner ici.

De *vingt-quatre à trente-deux ans* (*Fig.* 30). Les incisives deviennent perpendiculairement ovales à la
rangée supérieure, et les molaires tombent.

La conformation des dents, de vingt-quatre a
trente-deux ans, est indiquée par la figure 31 ; l'arc
dentaire ou la conformation des mâchoires est indiquée par la figure 32.

Dans l'âge caduc, les lèvres sont renversées, cal·

leuses et pendantes, l'anus béant : le rectum s'engorge de crottins qu'il ne peut expulser; l'urine tombe du fond du fourreau par impossibilité d'érection. Les forces défaillent d'abord par l'arrière-main ; ainsi les vieux chevaux se relèvent difficilement sans aide, raison pour laquelle ils restent des mois entiers sans oser se coucher, ce qui achève de les épuiser. Ils sont alors parvenus au dernier degré de caducité, et peuvent s'éteindre sans maladie, conséquemment à l'amollissement successif de la sensibilité.

Le cheval a quarante-deux dents et la jument trente-six ; savoir : vingt-quatre mâchelières ou molaires, douze incisives et quatre canines ou crochets ; ce sont ces dernières qui manquent à la jument. Les incisives se divisent en dents *de la pince* ou de devant, en *mitoyennes* et en *coins*. On y distingue, quant à leur forme, le corps, la racine et la base : quant à leur structure organique, ces petits os sont composés d'une substance poreuse qui en forme le noyau, et d'une enveloppe corticale, polie et très dure, qu'on nomme l'émail. On trouve dans leur intérieur un nerf, une artère et une veine qui y portent le sentiment de la vie.

Peu de jours après la naissance du poulain, les dents de la pince commencent à se montrer, deux en haut et deux en bas : quelques semaines après paraissent les quatre mitoyennes aux côtés des premières, et les coins se placent eux-mêmes à côté des mitoyennes quelques mois après l'éruption de celles-ci. Ces douze premières dents sont petites et très blanches; on les nomme *dents de lait*.

A deux ans et demi ou trois ans les dents de lait commencent à tomber dans le même ordre pour faire place aux dents d'*adulte*. Le poulain prend le nom de cheval, et l'on dit *qu'il a tout mis* lorsque cette révolution est achevée; ce qui a lieu entre la quatrième et la cinquième année. Les crochets sortent ordinairement de leurs alvéoles à cinq ans révolus, et les autres dents ne tardent pas à les suivre.

Les dents d'adulte ou de cheval sont plus dures et moins blanches que les dents de lait : on voit à leur base un creux marqué d'une tache noire qui s'efface avec l'âge, ce que l'on appelle *raser*. Les dents rasent successivement d'année en année en commençant par la mâchoire inférieure ; et l'on dit qu'un cheval ne *marque plus* lorsque tous les creux sont remplis, ce qui arrive communément vers la douzième année. On peut néanmoins reconnaître encore l'âge d'une manière assez exacte jusqu'à vingt et quelques années en examinant alors la forme de la table de la dent. (*Voy.* le Tableau de l'âge.)

Les maquignons, qui ne sont jamais embarrassés, travaillent souvent les dents d'un cheval comme les autres parties de son corps, pour déguiser son âge ; ils arrachent, par exemple, les dents de lait d'un poulain pour hâter la venue des dents d'adulte et le faire paraître plus âgé ; ou bien ils *contremarquent* un cheval hors d'âge, c'est-à-dire qu'ils lui creusent

les dents avec un burin. Dans le premier cas, l'ab-
sence des crochets fait aisément découvrir la ruse ;
dans le second, il suffit d'un peu d'attention pour
n'être pas trompé. Ils frappent encore la partie de la
bouche où doivent venir les crochets, afin d'y déterminer des callosités ou qui font croire que
ceux-ci vont paraître. Ils scient aussi les dents
trop longues d'un vieux cheval ; mais tous ces
moyens frauduleux sont aisément reconnus.

En général, des crochets longs et usés, des dents
longues, déchaussées, sales, recouvertes de tartre ;
des gencives retirées, décharnées, sont autant de
signes d'une vieillesse avancée, et prouvent que le
cheval est bégu ou a été contremarqué, si les creux
se laissent encore voir.

Des ânes et mulets.

Le cheval, fier, fringant et leste,
Du fanfaron est le portrait :
L'âne est le mérite modeste
Qui donne plus qu'il ne promet.

Si le cheval semble plus spécialement consacré
au service de l'opulence, l'âne possède des qualités
qui, pour être moins brillantes, n'en sont pas
moins réelles. Patient, sobre, laborieux, il ne coûte
presque rien à nourrir, ne demande aucun soin et
supporte aisément la fatigue et les intempéries de
l'atmosphère : compagnon du pauvre, il partage ses

privations, ses travaux, et lui sert de gagne-pain :
Le riche même a trouvé bien souvent la santé dans
le lait de la femelle de cet utile animal. A la vérité,
on peut reprocher à l'âne d'être entêté et capricieux ;
mais de bons coups de gaule et quelques poignées
de chardons suffisent pour le rendre traitable.

L'ânesse peut être présentée au mâle dès l'âge de
trois à quatre ans : elle porte à peu près aussi long-
temps que la jument et met bas un petit, rarement
deux. L'ânon, quoique moins délicat que le poulain,
demande à peu près les mêmes soins : on commence
à le faire travailler dès sa troisième année, et souvent plus tôt ; mais il vaudrait mieux l'attendre jusqu'à trois ans et demi ou quatre ans.

Cet animal est aussi utile comme bête de trait
que comme bête de somme : son allure lente et douce
en fait encore une monture agréable pour les dames
ou pour les malades qui ont besoin d'un exercice
modéré. Quoique dans beaucoup d'endroits on ne
soit pas dans l'usage de ferrer les ânes, il convient
de le faire pour ceux qui travaillent beaucoup, afin
de leur conserver le sabot en bon état : mais ils
marchent avec plus d'assurance dans les terrains
extrêmement escarpés quand ils ne sont pas ferrés.
Quant à leur nourriture, l'herbe qu'ils broutent le
long des chemins, le foin ou la paille que rejettent
les chevaux, quelques chardons, voilà tout ce qu'il
leur faut.

Ceux du Poitou sont de haute taille, ont le poil

très long ; ils ne servent guère qu'à la production des mulets : ils sont féroces et d'un abord très dangereux.

On appelle mule ou mulet tout animal provenant de l'accouplement de deux animaux d'espèces différentes ; mais on donne plus spécialement ce nom à la progéniture de la jument couverte par un âne ; on appelle *bardeau* le produit plus rare de l'étalon avec l'ânesse. Il ne faut pas croire à l'existence des jumars qui sont, au rapport de quelques auteurs, des mulets provenant de l'accouplement d'une vache avec un cheval, ou d'une jument avec un taureau : quelques productions informes de la jument ou de la vache ont donné lieu à cette fable.

Le mulet ordinaire est plus fort que le cheval ; aussi sobre que l'âne : il a comme ce dernier le pied excellent, la jambe ferme, un tempérament robuste ; son pas est sec, son allure dure ; il galope sous lui et ne traîne pas volontiers ; mais comme bête de somme, il porte de très lourds fardeaux et ne craint pas les plus mauvais chemins.

Les départemens de la France qui produisent les meilleurs mulets sont ceux des anciennes provinces d'Auvergne, du Poitou et du Mirebalais. En Espagne, où les mules sont spécialement employées au carrosse, on en trouve des attelages qui se paient fort cher.

Quand on veut avoir des mulets, on présente au mâle que l'on emploie une femelle de son espèce, et quand il est prêt à couvrir, on y substitue la femelle avec laquelle on veut l'accoupler. On emploie plus souvent l'âne pour couvrir une jument, que l'étalon pour une ânesse. Il est à remarquer que tout mulet, quel qu'il soit, bien que doué en apparence de tous les organes génitaux, est impropre à la reproduction de son espèce. (1)

Observations générales sur la manière de dresser les chevaux.

L'art de dresser les chevaux est un art véritable, qui, quoique l'on en dise, ne demande pas moins de théorie que de pratique; car la théorie seule peut enseigner les moyens de profiter des dispositions de la nature et de corriger ses écarts. Il exige de la part de celui qui veut l'exercer avec fruit des connaissances spéciales et plusieurs qualités indispensables.

Ces qualités sont principalement, le goût des chevaux, car l'on ne réussit jamais dans les choses pour lesquelles on n'a pas de goût; beaucoup de patience, de douceur, de persévérance, de fermeté; de la force, de l'adresse et de l'agilité. A quoi il faut ajouter une étude approfondie du naturel et des ha-

---

(1) Il est quelques exemples contraires, surtout dans les pays chauds. Aristote, Pline, Columelle et Varron en citent. En Espagne, une mule donna à diverses époques de très beaux produits. Mais ces exceptions, rares et d'ailleurs peu prouvées pour la plupart, sont des bizarreries de la nature.

bitudes du cheval ; car sans cela on courrait fréquemment le risque de faire tout le contraire de ce
qu'il faudrait.

Le manque de docilité dans les chevaux provient
ordinairement de défauts extérieurs de conformation auxquels l'art doit savoir suppléer quand cela
est possible, ou de vices internes ; il a été question de ceux-ci dans un article particulier. Ces vices
eux-mêmes ne sont pas toujours l'effet de la nature,
mais bien souvent le résultat de la maladresse de
gens qui veulent se mêler d'un art dont ils n'ont pas
les premières notions.

Enfin, on exige souvent des chevaux des choses
qui sont au-dessus de leurs forces physiques ou de
leur intelligence ; on les rebute par une obstination
déplacée, on les dégoûte du travail, on les ruine
sans ressource à la fleur de leur âge, et on les rend
indociles et ennemis de l'homme. C'est ce qui arrive
surtout aux poulains que l'on dresse de trop bonne
heure.

Après avoir donné à un jeune cheval les leçons
générales décrites dans l'article relatif à l'éducation
des poulains, il faut songer à le dresser selon le
genre de service auquel on le destine.

S'agit-il d'un cheval de guerre, il faut d'abord
l'habituer au son du tambour, au bruit des armes,
à l'odeur de la poudre, etc. A cet effet, il sera bon
de battre de la caisse ou de sonner de la trompette
dans l'écurie au moment de donner l'avoine, ce que

l'on répétera jusqu'à ce que, loin de donner aucun signe d'effroi à ce bruit, il paraisse s'y complaire.

On lui fera voir et sentir un pistolet sans être chargé ; on fera mouvoir à plusieurs reprises la batterie et partir la détente sous ses yeux. On brûlera ensuite quelques amorces en se plaçant à quelques pas de lui, le dos tourné vis-à-vis sa tête et venant à chaque fois lui faire sentir la fumée. Enfin, on tirera quelques coups en commençant par de petites charges non bourrées, et en lui faisant toujours sentir le pistolet après avoir tiré. Quand il sera bien dressé à ces divers exercices, on les répétera étant sur son dos. Il faut toujours le flatter en l'approchant, le caresser et lui donner quelque chose à manger, car ce n'est que par de semblables moyens que l'on parvient à apprivoiser facilement cet animal. Les chevaux timides ou qui ont la vue faible, s'habituent au feu plus difficilement que les autres.

La science de dresser les chevaux comprend le manége de guerre et celui de parade. Les chevaux de troupe doivent être d'une docilité à toute épreuve, et particulièrement exercés à tourner à toutes mains, à la leçon de l'épaule en dedans et de la croupe au mur ; à marcher de côté, changer de pied à volonté, aux voltes, pirouettes et demi-pirouettes, aux passades, etc. Ils doivent en outre avoir de la vivacité ; de la hardiesse, du nerf, les hanches bonnes, tous les mouvemens souples et faciles, la bouche fidèle et légère ; le galop franc et prompt. Mais un cavalier, de son côté, ne saurait trop se persuader que sa vie dépend à chaque instant de la manière dont il soigne et gouverne son cheval.

Le cheval de chasse doit être aguerri au bruit des armes à feu comme celui de guerre. Il faut de plus l'accoutumer à s'arrêter court au moindre avertissement qu'on lui en donne, afin de pouvoir coucher en joue aussitôt qu'on aperçoit le gibier; et à rester immobile aussi long-temps qu'il est nécessaire.

La principale qualité d'un cheval dressé pour la chasse étant d'être excellent coureur, et très souple dans ses mouvemens, il faut le trotter pendant long-temps au bridon; lui apprendre à tourner facilement à toutes mains, à suivre promptement tous les changemens de mouvemens qu'on veut lui faire faire; à allonger son trot, etc.

Après l'avoir confirmé dans la leçon du trot, jusqu'à ce qu'il obéisse promptement aux moindres aides de la main et des jambes, on lui met un mors convenable à sa bouche et on lui donne la leçon de l'épaule en dedans, non seulement pour lui assouplir les côtes, lui faire connaître les jambes et lui faire la bouche; mais principalement pour lui apprendre à avancer la jambe de dedans de derrière sous le ventre, qualité indispensable dans un cheval de chasse, en ce qu'elle le fait galoper plus uniment et de meilleure grâce : il faut le tenir un peu moins raccourci pendant cette leçon qu'un cheval de manége.

Après ces deux leçons et celle des arrêts, demi-arrêts et du reculer, il faut le galoper en lui rendant la main fréquemment, pour lui rendre les épaules plus légères, la bouche sûre et douce, et pour le confirmer dans le galop de chasse, qui doit n'être ni trop relevé ni trop bas; enfin, il faut terminer ces diverses leçons par lui apprendre à franchir les fossés, haies et palissades, sans quoi l'on courrait risque d'être arrêté à chaque pas dans le cours d'une chasse.

Les chevaux destinés au carrosse doivent être de belle taille, bien faits, relevés du devant, traversés et assez étoffés pour n'être point efflanqués par le travail. Cependant un cheval qui aurait la poitrine très large et les épaules de même force serait excellent pour la charrette, mais trop lourd pour le carrosse. Le moindre défaut dans le jarret, dans le pied ou les autres parties de la jambe, serait très préjudiciable dans un cheval de carrosse, en ce que celui-ci se trouverait bientôt ruiné, surtout sur un mauvais pavé; enfin, un cheval de carrosse serait très médiocre s'il ne joignait aux qualités ci-dessus une grande souplesse et beaucoup d'obéissance.

Pour donner aux chevaux ces deux dernières qualités, on les trotte à la longe; on les monte ensuite pour leur mettre l'épaule en dedans; on leur apprend à passer les jambes la croupe au mur, afin qu'ils tournent avec aisance, ce qui ne peut se faire sans qu'ils passent les jambes l'une par-dessus l'autre; enfin, rien ne leur donne une démarche plus belle, plus fière et plus noble, que de leur apprendre à piafer dans les piliers, leçon qui a en outre l'avantage de les rendre obéissans au moindre mouvement du fouet.

Il serait inutile de confirmer les chevaux de carrosse dans ces diverses leçons autant que si on les destinait au manége ; mais ceux que l'on aura dressés de cette manière auront bien meilleure grâce, et seront moins sujets à s'emporter, que ceux que l'on s'est contenté d'atteler quelquefois au chariot avant de les mettre à la voiture.

Quel que soit le genre de leçon que l'on donne à un cheval, on ne doit pas oublier qu'il faut ménager ses forces et sa patience si l'on veut en venir à bout ; le laisser reprendre haleine aussitôt qu'il semble fatigué ; reprendre la même leçon jusqu'à ce qu'il y soit parfaitement confirmé, et faire en sorte d'obtenir ce que l'on exige de lui, plutôt par l'attrait des caresses et des récompenses que par la crainte des châtimens.

Observations sur la manière de mener.

Il y a trois manières principales de mener les chevaux : en cocher, en postillon et en charretier. L'art de bien mener est plus essentiel que l'on ne le pense, puisque c'est le seul moyen de conserver pendant long-temps les chevaux en bon état, et de prévenir une foule d'accidens graves qui se présentent à chaque pas.

Deux vices principaux, et malheureusement trop communs, sont à éviter dans le choix de tout serviteur, préposé, sous quelque dénomination que ce soit, à la conduite des chevaux : l'ivrognerie et la brutalité.

L'ivrognerie rabaisse l'homme au-dessous des animaux dont le gouvernement lui est confié, obscurcit sa raison, étouffe son jugement, et lui ôte le libre exercice de ses sens physiques et moraux, dont l'intégrité lui est si constamment nécessaire. La brutalité d'un conducteur compromet à chaque instant la vie et la santé des chevaux, et peut donner naissance à une foule d'accidens graves.

L'art de conduire demande encore un bon jugement, un coup d'œil juste, une vue bonne, une main sûre, de l'intelligence, de l'activité, une certaine force, et de la dextérité. Tout voiturier devrait avoir sans cesse présente à l'esprit la fable du *Charretier embourbé;* alors au lieu d'accabler son cheval de coups, il commencerait par rechercher auparavant la cause qui l'empêche d'avancer, afin de la détruire. Il serait en outre bon que le cocher et le postillon sussent monter à cheval.

Les carrosses sont attelés de deux, quatre, six ou huit chevaux. Les deux premiers se nomment les chevaux de timon; les deux d'ensuite, chevaux de volée; les deux autres, chevaux de devant; et les derniers, chevaux de sixième. Le cocher tient dans sa main les guides de tous ses chevaux; mais il ne

conduit seul que ceux de volée. Quand il y en a un
plus grand nombre, les autres sont conduits par un
postillon, qui monte le cheval de gauche et conduit
l'autre avec la longe de main, qu'il attache à sa selle
ou tient dans sa main gauche, ayant le fouet dans
la droite.

Le cocher ne doit pas attendre le moment d'atteler, pour examiner si les roues ou les autres parties
de sa voiture sont en bon état, si ses chevaux sont
bien pansés ou n'ont pas besoin d'être ferrés; enfin
ne pas prendre son fouet avant de s'assurer par
lui-même qu'il ne manque rien à leur attelage.

Il doit être assis sur son siége, d'aplomb, avec aisance, le corps droit sans roideur; avoir tous ses
mouvemens libres, tenir les coudes rapprochés de
son corps; ne pas s'agiter sur son siége, se pencher
sans nécessité de côté ou d'autre, ni tendre ses bras
en avant; être tout entier à ce qu'il fait, sans s'occuper d'autre chose que de ses chevaux et de sa voiture. Un bon cocher, quelque mouvement qu'il exécute, doit, sans y regarder, juger exactement où sa
roue va passer.

Le défaut le plus commun des cochers est d'avoir
la main mauvaise, c'est-à-dire de ne savoir pas ménager convenablement l'action du mors. D'autres,
croyant l'avoir très légère, laissent flotter entièrement les guides, en sorte que s'il faut soutenir
promptement un cheval pour l'empêcher de s'a-
battre, pour tourner, reculer, ils ressaisissent préci-

pitamment les guides, et donnent de fortes saccades qui, souvent réitérées, finissent par endurcir la bouche et la rendre insensible : le même inconvénient arrive quand l'on tient les guides habituellement tendues ; vainement alors augmente-t-on la force du mors, on ne fait ainsi qu'endurcir de plus en plus la bouche du cheval, au point qu'il devient impossible de le gouverner et qu'il peut à chaque instant prendre le mors aux dents.

Un bon cocher doit savoir rendre et retenir alternativement la bride à ses chevaux par un mouvement moelleux de la main, afin de rafraîchir les barres et entretenir leur sensibilité ; mais cela de temps en temps et point coup sur coup ni brusquement, car on impatienterait ainsi des chevaux ardens, et l'on ferait arrêter court ceux qui seraient naturellement nonchalans. Il y a des cochers dont la main est si délicate et si moelleuse que, sans quitter les guides, ils ne font sentir le mors que d'une manière presque imperceptible, et rendent ou retiennent la bride quand il le faut, sans que l'on voie pour ainsi dire remuer leurs mains. C'est ce moelleux de la main qui fait reculer sans difficulté, et c'est au reculer que l'on connaîtra un cocher qui a la main bonne ; car celui-ci le fera avec aisance, tandis qu'un autre, dont la main sera mauvaise, mettra lui et ses chevaux en sueur.

On doit se servir du fouet, tantôt comme aide, tantôt comme châtiment : mais surtout que ce soit

à propos ; comme pour soutenir un cheval qui se
laisse aller dans un tournant, le remettre sur les
hanches quand il s'abandonne trop sur les épaules ;
pour faire tirer de concert un cheval qui se néglige, etc. ; il faut donner le coup de fouet au moment même de la faute, afin que le cheval sente
pourquoi on le châtie, et l'appliquer vigoureusement ; du reste, il ne faut user de ce moyen que
quand la nécessité l'exige, autrement les chevaux
s'y habituent.

Lorsque l'on conduit en ville, il faut prendre
toutes les précautions pour éviter les accidens, ralentir le pas aux approches d'un tournant, et tourner du plus loin possible pour éviter de donner
dans quelque autre voiture : quand l'on tourne trop
court, surtout en allant vite, on s'expose à verser,
ou tout au moins à voir le cheval de dedans s'abattre ;
enfin, si l'on se trouve inopinément engagé dans
quelque embarras où il faut reculer, c'est là qu'il
est essentiel d'être bien maître de la bouche de ses
chevaux, sans quoi, au lieu de reculer promptement et droit, on risquerait de se mettre en travers,
d'être soi-même froissé, ou d'occasionner quelque
accident.

En voyage, il est bon de mener alternativement
au trot et au pas pour ménager les chevaux quand
ils doivent faire une longue route : de les soutenir
dans les mauvais chemins, de crainte qu'ils ne s'abat-
tent ; de mettre le timon sur l'ornière, afin que les

chevaux marchent sur le bon terrain, etc. ; mais dans les beaux chemins, il n'est pas mal de les laisser aller à leur fantaisie. Il faut avoir soin de traverser de biais les ruisseaux pavés, car si on les prenait en travers, on éprouverait une secousse qui pourrait casser l'essieu, ou tout au moins incommoder fortement les personnes enfermées dans la voiture.

Les montées fatiguent beaucoup, mais les descentes sont plus dangereuses; c'est pourquoi il faut ralentir le pas aux approches d'une montagne, afin que les chevaux aient plus d'haleine pour la monter, et les laisser reposer un peu au sommet, s'ils sont essouflés : quand il s'agit de descendre une pente rapide, il faut soutenir les chevaux d'une main ferme; ne pas négliger d'enrayer une des roues de derrière, afin de diminuer l'impulsion donnée à la voiture; et éviter avec soin les cailloux et ornières, le moindre choc suffisant en pareil cas pour faire verser; il est même quelquefois nécessaire de dételer une partie des chevaux.

Dans les attelages de plus de deux chevaux, le postillon doit bien faire attention à tous les mouvemens du cocher, afin de ne pas faire aller ses chevaux dans un sens contraire à ceux du timon; ne pas fatiguer son porteur, se préparer à tourner d'aussi loin qu'il le pourra, et ne pas faire trop tirer, afin de ne pas forcer le cocher à tourner court : quand la voiture se met en marche, le postillon part le premier, et quand il faut reculer, il ne doit

pas le faire trop précipitamment dans la crainte que
les traits traînant à terre, les chevaux ne s'y em-
barrassent ; les chevaux du timon doivent retenir
la voiture dans les descentes, et ceux de devant,
tirer dans les montées.

Le postillon qui conduit une chaise à deux chevaux,
n'a d'autre attention à avoir que de bien diriger la
roue droite ; car la gauche se trouvant précisément
derrière la croupe de son cheval, passera partout où
il aura passé ; il pourra tourner court à gauche,
mais à droite il faudra qu'il prenne le tournant de
loin : quand il voudra retenir son cheval de brancard, il lui soutiendra la tête en levant la longe de
main aussi haut qu'il sera nécessaire ; il fera tirer
son porteur en montant, pour soulager le cheval
de brancard, mais hors de là, le plus grand effort
viendra de celui-ci ; enfin, un postillon adroit doit
éviter avec soin les pierres et les ornières.

Les postillons qui ont la prétention de mener avec
grâce, font aller leur porteur au petit galop, tandis
que l'autre cheval ne fait que trotter : comme cette
allure fatigue le premier plus que le trot ordinaire,
on y renonce quand les chevaux ont une longue
route à faire et que l'on veut les ménager. Les bidets
de poste vont le petit galop, mais cette allure finit
bientôt par faire place chez eux à celle que l'on désigne sous le nom d'*aubin*.

Le charretier distribuera sa charge de manière que
le poids soit en équilibre sur l'essieu, c'est-à-dire

qu'il porte également du devant et du derrière ; il ménagera ses chevaux en bon chemin , afin de les trouver plus frais quand il faudra donner un vigoureux coup de collier : il doit veiller à ce qu'ils tirent tous également ; ne monter ni sur ses chevaux , ni sur sa voiture ; observer toutes les précautions indiquées plus haut à l'égard des ruisseaux , montées, descentes , etc.

Quand une charrette est tirée par plusieurs chevaux, on les attelle communément à la file les uns des autres, et l'on a le soin de mettre le plus fort dans les limons. Le charretier se tient à la tête de celui-ci à gauche, et une longue corde qui passe dans un anneau du collier des autres pour aller s'attacher à la tête de celui de devant, lui sert à les conduire tous. Le limonier est fait pour reculer, tourner, retenir la charrette dans les descentes ; mais il doit tirer fort peu : c'est à celui de devant et ensuite à ceux qui l'accompagnent , à mettre la machine en mouvement.

On fait claquer le fouet de temps à autre, surtout dans les endroits difficiles , pour donner du cœur aux chevaux ; mais il faut ne le leur faire sentir que le plus rarement possible. On voit les chevaux envers qui on n'abuse pas du fouet, rassembler tous leurs efforts au moindre bruit de cet instrument, tandis que les autres semblent insensibles aux coups, ou se défendent avec opiniâtreté.

Dans tous les cas, il ne faut jamais frapper un

cheval à la tête, lui donner des coups de pied dans le ventre, ni se servir d'un bâton pour le corriger : outre qu'une semblable brutalité ne tend qu'à abrutir tout-à-fait le naturel des chevaux, elle peut leur occasionner des maladies mortelles.

Quand il s'agit de monter une pente rapide, il faut ménager d'avance les chevaux, puis les faire partir au trot en les aidant du fouet jusqu'à ce qu'ils soient bien lancés ; mais si leurs forces se refusent évidemment à cet effort, il faut, autant que possible, leur donner des auxiliaires plutôt que d'exiger d'eux ce qu'ils ne peuvent faire. Si le limonier vient à s'abattre, il faut sur-le-champ faire un contre-poids au derrière de la voiture et tâcher de soulever les brancards, tandis que, relevant le cheval de la main gauche, on fera jouer le fouet de la main droite.

Le cocher, le postillon ou le charretier doivent se précautionner, quand ils entreprennent un voyage, de tout ce qui peut être nécessaire pour parer à un accident imprévu : fers de rechange, clous de fers et de roues, cordes, marteaux, tenailles, onguent de pied, cure-pied, etc. Chaque fois qu'ils mettront les chevaux à l'écurie, leur premier soin sera de les panser à fond et de leur donner tout ce qu'il leur faut ; le second sera de mettre tout leur équipage en bon état.

Beaucoup de conducteurs maladroits ne sachant pas étudier le caractère de chacun de leurs chevaux, croient souvent reconnaître dans l'un d'eux des dispositions vicieuses, parce qu'il n'obéit pas aussi promptement que les autres : alors le pauvre animal est maltraité, négligé, et sera bientôt perdu si on ne se hâte de le confier à des mains plus habiles. D'autres font agir le fouet à chaque instant et sans raison, surtout quand ils sont de mauvaise humeur. Les chevaux, ainsi tourmentés, se jettent en avant comme pour éviter les coups, et appuient fortement sur leurs barres, ce qui les leur gâte en peu de temps D'ailleurs, encore une fois, ces chevaux sont sujets à devenir ramingues, ombrageux, ou à tomber sérieusement malades.

CHAPITRE III.

HYGIÈNE GÉNÉRALE DU CHEVAL.

De l'écurie et de la litière.

La santé des chevaux dépend beaucoup de la manière dont ils sont logés. Ces animaux craignent extrêmement l'humidité; le grand froid ne leur est pas moins nuisible quand ils rentrent couverts de sueur; enfin, l'air étouffé et cahrgé de vapeurs qu'ils respirent dans certaines écuries situées au-dessous du sol, les expose à toutes les maladies qu'engendre le concours de la chaleur avec l'humidité.

Lorsque l'on est maître de choisir l'emplacement et de régler à son gré les distributions intérieures d'une écurie, il faut y rechercher principalement la salubrité et la commodité.

Sous ce double rapport, une écurie, pour être bonne, devra être située de préférence au levant, bien aérée, sèche, suffisamment spacieuse, et bien percée. Ses dimensions seront telles, que chaque cheval ait un emplacement de cinq pieds au moins de large sur une longueur de huit pieds; que l'on puisse circuler librement sans craindre les coups de pied; la hauteur sera proportionnée aux autres dimensions, mais telle toutefois que l'air ne soit pas étouffé.

On fait des écuries simples en profondeur, et d'autres qui sont doubles. Les premières sont plus commodes, en ce que les chevaux étant rangés sur une même ligne, on a tout un côté libre pour les portes, fenêtres, et pour ranger tous les objets nécessaires au service de l'écurie; celles-ci doivent avoir de vingt-deux à vingt-quatre pieds de largeur.

Dans les écuries doubles, les chevaux sont rangés sur deux lignes opposées, la croupe tournée en dedans. Il doit régner au milieu un intervalle d'au moins dix pieds de large, afin de pouvoir circuler librement; et si l'écurie est très vaste, elle devra être percée de distance en distance d'un nombre suffisant de portes et de croisées ; sinon ces ouvertures seront placées aux deux extrémités.

Les places des chevaux seront séparées par des barres et poteaux, afin qu'ils ne puissent se blesser entre eux ; ou, mieux encore, par des cloisons ou stalles, ainsi qu'on le pratique aujourd'hui à l'imitation des Anglais. Chaque place doit être pavée, et former une pente douce, tant pour faciliter l'écoulement des urines vers la rigole pratiquée au milieu de l'écurie, que pour que le cheval ayant le devant un peu plus relevé que la croupe, il pèse moins sur les épaules.

Les mangeoires se construisent quelquefois en pierre, mais plus souvent en bois ; les premières auraient sur les secondes l'avantage de pouvoir se laver, d'être plus solides, et de ne pas laisser perdre le grain à travers les jointures. Les mangeoires de bois doivent être construites le plus solidement possible, bordées d'une bande de tôle, afin que les chevaux n'en rongent pas le bord ; et il faut faire boucher avec soin toutes les fentes et les trous qui pourraient s'y former, et à travers lesquels l'avoine se perdrait ou qui serviraient de retraite aux souris.

Le bord des mangeoires doit être élevé d'environ trois pieds et demi au-dessus du sol ; on leur donne environ dix à douze pouces de creux et un peu plus de largeur ; le dessous reste libre, et l'on place de distance en distance des supports ou *racineaux*, en ayant soin qu'ils se trouvent à l'endroit des cloisons ou poteaux, car, si un racinal se trouvait au milieu

d'une place, le cheval pourrait s'y blesser le
genou.

L'élévation des râteliers est subordonnée à la
taille des chevaux, mais on les place communément
à trente pouces au-dessus de la mangeoire : on les
fait penchés en avant ou droits, ceux-ci ont deux
pieds de profondeur, et avancent d'autant sur l'é-
curie ; le fond doit être à claire-voie afin que la
poussière et autres immondices qui sortent du foin
puissent tamiser au travers. Les râteliers inclinés
prenant moins de place, puisqu'ils sont au-dessus
de l'espace occupé par les chevaux, on en fait beaucoup plus de cette façon que de l'autre, mais ils
ne sont ni aussi propres ni aussi gracieux à la vue.

Les roulons ou barreaux des râteliers doivent
être espacés de quatre pouces, afin que les chevaux
puissent tirer le fourrage avec facilité. C'est dans le
même but qu'on les faits ronds et roulant sur eux-
mêmes.

Le côté opposé aux mangeoires et râteliers dans
les écuries simples, doit être percé d'une ou plusieurs portes, et de plusieurs fenêtres ; celles-ci seront
vitrées ou tout au moins garnies d'un châssis en
treillis. Les espaces libres seront garnis de tablettes,
porte-manteaux, etc., servant à déposer tous les objets
nécessaires au service ; quant aux harnais, il faut
autant que possible les déposer dans une pièce voi-
sine et ne servant qu'à cet usage, parce que l'humidité de l'écurie les détériorerait promptement.

Le palfrenier doit coucher auprès de ses chevaux et entretenir toute la nuit une lampe enfermée dans une lanterne de corne, de crainte d'accidens : on doit veiller avec soin à ce qu'il ne se grise pas, e ne porte jamais d'autre lumière qu'une lanterne. Son premier soin doit être, tous les matins, de nettoyer les mangeoires, panser ses chevaux, balayer l'écurie, enlever les toiles d'araignées, etc. Pour que les chevaux soient bien soignés, il ne faut guère en confier que cinq à six à chaque palfrenier, et il sera assez occupé.

Lorsqu'une écurie sera évidemment humide et malsaine, on l'assainira autant que possible, en perçant de nouvelles ouvertures si elle n'est pas assez aérée, et en clouant des planches contre les murs. Lorsqu'un cheval sera mort de maladie contagieuse, il faudra brûler tout ce qui lui a servi, laver le râtelier et les mangeoires à l'eau seconde des peintres, reblanchir l'écurie avec un lait de chaux, et en répandre abondamment sur le pavé. Mais comme la grande blancheur des murs fatiguerait à la longue les yeux des chevaux, il serait bon de mélanger un peu de noir de fumée ou d'ocre dans le crépissage.

Enfin c'est une mauvaise habitude de laisser entrer des volailles dans les écuries, parce que les chevaux sont sujets à avaler les plumes qui voltigent, ce qui peut leur causer des accidens. D'ailleurs la présence de ces animaux inquiète les chevaux

qui n'y sont point habitués, et leurs excrémens en
salissent les alimens, ce qui les dégoûte.

La litière est formée par la paille que les chevaux
laissent tomber du râtelier et par celle qu'on leur
donne pour cet objet. Elle sert, non seulement à les
garantir de la dureté du pavé, mais encore à les préserver du froid, de l'humidité et de la malpropreté :
il faut avoir soin de la remuer souvent et de l'entretenir toujours sèche et propre. Il est utile de ne
laisser séjourner sous les chevaux que le moins
possible de fumier ; pour cet effet, le palfrenier
sortira les excrémens chaque fois qu'un des animaux
qu'il est chargé de panser aura fienté, et les parties
de la litière qui seront pourries devront être rejetées
avec soin : tout cela se fera facilement à l'aide de
pelles, balais, fourches, civières ou brouettes, etc.
Quelques personnes pensent qu'il est bon, pour sani-
fier les écuries, d'y mettre un bouc ; cette pratique
n'a d'autre effet que de les infecter d'une odeur
désagréable à l'homme et peut-être aussi aux chevaux.

Du travail et du repos.

Tous les êtres animés ont besoin de faire un
exercice proportionné à leurs forces et à la quantité
de nourriture qu'ils prennent ; une inaction absolue
leur serait non moins nuisible qu'un travail outré.
En appliquant ce principe à l'hygiène des chevaux,
on est conduit à conclure que le travail que l'on en

retire doit être considéré comme moyen d'entretenir leur santé, autant que comme objet d'utilité.

Il est impossible d'assigner, même par aperçu, la
dose de travail que l'on peut exiger d'un cheval de
force ordinaire, ni le temps qu'il doit donner au
repos; cela dépend essentiellement de la nature de
l'animal et du genre de service auquel il est employé. Mais en général, le cheval, quoique doué
d'une force musculaire considérable, se fatigue plus
promptement que la plupart des autres bêtes de
somme; il faut donc ne pas le faire travailler trop
long-temps sans interruption. Les chevaux fins sont
moins endurcis à la fatigue que ceux de bât ou de
trait, ce qui tient au peu d'exercice qu'on leur
donne.

Le cheval dort peu, couché ou debout, et se réveille très facilement. Il faut éviter de faire du bruit
pendant son sommeil.

Son réveil est marqué par des bâillemens et l'extension des membres.

Les chevaux de luxe, et en général ceux qui travaillent fort peu et mangent beaucoup, sont sujets
à la gras-fondure, à la pousse et à toutes les maladies qui sont le résultat de la stagnation des humeurs : c'est pourquoi il est essentiel de les promener régulièrement tous les jours quand ils ne travaillent pas. Au demeurant, quel que soit le service
auquel on emploie un cheval, il faut ménager ses
forces, éviter autant que possible de le mettre en

sueur, et éviter qu'il ne prenne froid étant dans cet état.

Les chevaux de travail exigent quelques soins particuliers, qui vont être indiqués dans les articles suivans.

Du choix de la nourriture des chevaux.

On nourrit les chevaux au vert et au sec; mais le vert est plutôt un régime de circonstance qu'une nourriture habituelle : il se donne particulièrement aux jeunes chevaux qui ont besoin de prendre du corps ; à ceux que l'on veut rafraîchir ou relâcher, qui sont épuisés et ruinés ou atteints de certaines maladies qui rendent son usage nécessaire.

Le printemps est la saison la plus convenable pour mettre les chevaux au vert (la saignée ne sera pratiquée qu'autant que quelque cause de maladie l'exigerait). Il faut le couper le matin, tandis qu'il est encore couvert de l'humidité de la rosée, parce qu'il lâche mieux le ventre ; on le donne par poignées, car si on le jetait en tas devant les chevaux, ils s'en dégoûteraient dès qu'ils auraient soufflé dessus.

Quand le cheval est très maigre, il faut lui donner une ou deux fois par jour du son humecté : c'est une erreur commise par quelques auteurs, de croire que le foie d'antimoine donné dans le son, empêche les dents de s'agacer et prévient la formation des vers et la fourbure; il n'a aucune de ces propriétés. Il faut tenir les chevaux chaudement pendant ce régime, ne les point fatiguer ; mais c'est encore une erreur grossière de croire qu'il faille s'abstenir de les panser, et les laisser, au contraire, croupir dans la malpropreté.

Le meilleur vert est l'orge avant que l'épi sorte du fourreau : il y en a de deux espèces, l'escourgeon qui se sème en hiver et se coupe en avril, et l'orge proprement dite, qui se sème en mars et se coupe en mai. L'escourgeon est regardé comme plus nourrissant que l'orge commune, et celle-ci comme laxative.

On donne encore en vert le sainfoin, le trèfle, la luzerne et tous les autres fourrages, enfin l'herbe des prés ; mais quand on lâche les chevaux dans la prairie au lieu de leur donner l'herbe coupée, on dit qu'on les met à l'herbe, ou mieux encore qu'on leur donne le vert en liberté : cette méthode est meilleure pour les jeunes chevaux que pour les vieux ; mais le vert ni l'herbe ne conviennent à ceux qui sont poussifs, morveux, fourbus, facineux ou qui ont le flanc altéré, les eaux aux jambes, etc.

Le foin, la paille de froment et autres fourrages ; l'avoine, l'orge, le son, les féverolles, etc., composent la nourriture la plus habituelle des chevaux.

Le foin les engraisse, les échauffe et les invite à boire : il convient mieux aux chevaux qui travaillent beaucoup qu'aux autres. Les chevaux faits qui en mangent trop sans faire un exercice proportionné, sont sujets à la pousse. Il est bon de le retrancher totalement ou du moins en partie, aux chevaux qui ont cette maladie ou en sont menacés, qui ont beaucoup de ventre, et qui sont lourds et paresseux.

Du reste, les diverses qualités du foin dépendent beaucoup des herbes dont il est mélangé, de la manière dont il a été récolté, et de la nature du sol qui l'a fourni. Les foins vasés, pourris, trop nouveaux, échauffés, trop vieux, sont extrêmement préjudiciables aux chevaux; ceux dits de regains sont de médiocre qualité; mais le foin trop fin a l'inconvénient de les rendre délicats et difficiles, malgré qu'il soit ordinairement le meilleur. Quand il s'y trouve de la poussière ou des petites pierres, il faut le secouer avec soin, le battre même, car les pierres peuvent abîmer les dents des chevaux, et la poussière les expose à la pousse.

La bonne paille de froment, fine et point tachée, est la nourriture la plus saine, surtout pour les chevaux qui travaillent peu et ceux à qui l'on vient de voir que le foin est évidemment contraire. Les chevaux nourris à la paille sont vifs, légers, plus musculeux que gras, mais un peu chargés d'encolure, surtout quand ils y sont déjà disposés naturellement. Néanmoins, cette nourriture est généralement préférable au foin, et si elle n'est pas plus universellement adoptée, surtout la paille hachée, c'est plutôt l'effet de la routine et du préjugé que de toute autre cause. Du reste, comme le foin invite les chevaux à boire, il est bon d'en donner une poignée à ceux que l'on nourrit à la paille, avant de les abreuver, et d'en faire la nourriture principale de ceux qui sont étroits de boyaux.

La paille hachée, soit seule, soit mélangée avec l'avoine dans la proportion d'une partie de celle-ci contre deux de celle-là, est une très bonne nourriture, surtout pour les chevaux dont le flanc est altéré : on la mouille quelquefois.

Le trèfle, le sainfoin, la luzerne, ainsi que les pois gris, les vesces et les lentilles desséchées, herbes et grains, échauffent et engraissent très promptement les chevaux : c'est une nourriture très succulente que l'on doit donner en moindre quantité que le foin, et seulement dans les circonstances qui rendent son usage nécessaire.

L'avoine forme la principale nourriture des chevaux de travail : ce grain leur donne de la force, de la vigueur et de la chaleur. La bonne avoine doit être noire, pesante, luisante, glisser facilement dans la main lorsqu'on la prend à poignée ; n'avoir aucune mauvaise odeur, et être nette de poussière, de terre et de cailloux : la blanche qui a toutes ces qualités est aussi très bonne. L'avoine gagne à être gardée en grenier. L'orge est très nourrissante et rafraîchit ; mélangée avec l'avoine, elle forme une excellente nourriture surtout pour les chevaux maigres, et ceux qui travaillant beaucoup mangent du grain en proportion , et que l'avoine pure échaufferait trop.

Le froment pur serait beaucoup trop chaud, disposerait d'ailleurs les chevaux qui en feraient habituellement usage , au farcin et à la fourbure; mais comme il fait beaucoup boire, on peut, sans inconvénient , en donner une ou deux jointées par jour, avec beaucoup de foin, à ceux qui sont étroits de boyaux. On peut aussi en donner un peu aux étalons pendant le temps que dure la monte. La paille de froment dans laquelle il serait resté une certaine quantité de grain, pourrait tenir lieu de toute autre nourriture.

La fève de marais ou féverolle est un grain très substantiel et chaud, quoique moins que le froment : employée par jointées et modérément , elle est d'un très bon usage pour les chevaux qui travaillent ou qui ont besoin de reprendre du corps.

Ces différens grains se donnent entiers , et comme les chevaux les avalent à peu près de même , ils en perdent beaucoup en mangeant, et en rendent une portion considérable sans l'avoir digérée, ce qui est en pure perte. On trouverait donc une économie de plus d'un tiers en les passant préalablement sous la meule , et les chevaux en seraient mieux nourris. Quelques personnes conseillent aussi de faire crever l'orge ou l'avoine dans l'eau ; mais il paraît préférable de les écraser grossièrement : cette pratique est indispensable lorsqu'on leur donne des fèves de marais , qui sont très dures.

Le son est excellent pour les chevaux malades, échauffés, ou extrêmement maigres; on le donne ou mélangé avec l'avoine, ou pur, mais dans ce cas c'est une sorte de diète qui diminue les forces au lieu de les rétablir : on ne doit donc pas faire travailler les chevaux qui sont au son pour toute nourriture. L'observation a prouvé que les bons effets qu'on en obtient doivent être attribués à la farine qui s'y trouve, il faut donc choisir et préférer celui qui en contient le plus, qui est le plus pesant, le plus blanc et qui n'a pas l'apparence de la sciure de bois; on doit aussi rejeter celui qui a une odeur aigre. Le son mouillé redonne promptement aux chevaux usés, un embonpoint factice qui tombe presque aussitôt si on ne le raffermit par une nourriture plus substantielle.

On emploie encore avec succès, pour la nourriture des chevaux, le fruit du carroubier, les carottes, et quelquefois même la pomme de terre et les betteraves; mais cette dernière racine les relâche et les rafraîchit.

Les amateurs de *dictum* disent vulgairement : Cheval d'avoine, cheval de peine; cheval de foin, cheval de rien; cheval de paille, cheval de bataille : pour caractériser l'influence de chaque espèce de nourriture sur la qualité des chevaux.

Le choix des eaux destinées à l'abreuvage des chevaux demande aussi quelques précautions : celles qui sont crues, dures ou très froides leur sont très préjudiciables, surtout lorsqu'ils ont chaud : au contraire, celles des rivières, des étangs, ou même des mares, leur sont bonnes, pourvu qu'il n'y ait pas de sangsues, ou qu'elles ne soient pas limoneuses ou croupies.

Quand l'on est réduit à se servir d'eau de puits, il faut, autant que possible, l'exposer une heure ou deux au soleil ou dans l'écurie, pour lui faire perdre sa grande froideur, ou l'agiter avec la main dans le même but : cela s'entend pour l'été ; mais en hiver, il vaut mieux faire boire aussitôt la sortie du puits. Enfin il est quelquefois bon d'y délayer un peu de son ; cette eau, ainsi blanchie, est la boisson la plus ordinaire des chevaux malades qui ont besoin d'être rafraîchis.

Les chevaux boivent généralement le vin avec plaisir. Quand un cheval est harassé de fatigue, couvert de sueur, ou que l'on veut lui redonner du courage ou de la vigueur, on peut lui faire avaler une bouteille de cette liqueur.

De la ration convenable à chaque espèce de chevaux.

La ration d'un cheval doit être proportionnée à sa taille, à son appétit naturel, mais surtout à son travail : car il est évident que celui qui travaille beaucoup doit manger davantage que celui qui reste à l'écurie, ou qui n'en sort que pour traîner pendant quelques instans un léger cabriolet ou un brillant équipage.

Un cheval bien en chair, ni trop gras ni trop maigre, a plus d'haleine, plus de liberté dans ses mouvemens, et résiste mieux à la fatigue, que celui qui est surchargé d'embonpoint. Ainsi donc, quand un cheval a été épuisé par le manque de nourriture, la fatigue, les maladies ou toute autre cause, il est nécessaire de le forcer un peu de nourriture, après l'avoir saigné s'il y a lieu et purgé, pour le remettre en chair; mais arrivé à ce point, il ne faut plus lui en donner que ce qui est nécessaire pour l'y maintenir. On ne doit pas perdre d'ailleurs de vue, que des chevaux nourris outre mesure sont très sujets à la pousse, au farcin, à la gras-fondure et à plusieurs autres maladies.

Les chevaux de manége ont besoin de peu de nourriture, parce qu'ils sont très fins et ne font qu'un exercice très borné. Celle des chevaux de selle est subordonnée à leur taille et au service qu'on leur fait faire : les chevaux de carrosse en demandent davantage; et ceux de charrette encore plus, parce qu'ils sont très épais et travaillent beaucoup. Ces diverses proportions peuvent être réglées, par approximation, de la manière suivante :

Pour un cheval de selle de bonne taille, ou de cabriolet, dix livres de foin, douze livres de paille et un boisseau d'avoine ou quatre picotins;

Pour un double bidet, huit livres de foin, huit a

dix de paille, trois quarts de boisseau d'avoine;

Pour un simple bidet, six livres de foin, huit livres de paille, deux picotins ou un demi-boisseau d'avoine.

Pour un attelage de carrosse, vingt-quatre à trente livres de foin, environ autant de paille et de trois à quatre boisseaux d'avoine.

Deux forts chevaux de charrette travaillant beaucoup, peuvent manger jusqu'à quatre ou cinq boisseaux d'avoine, du foin et de la paille en proportion. On pourrait économiser beaucoup de grain sans nuire à la santé des chevaux, en le mélangeant avec de la paille hachée.

Quand les chevaux cessent de travailler, il faut retrancher une portion de leur nourriture, mais graduellement et non tout à coup; de même que lorsque l'on remet un cheval au travail après l'avoir laissé reposer pendant long-temps, il faut l'y habituer petit à petit et augmenter son ordinaire dans la même proportion.

Si l'on s'aperçoit qu'un cheval soit sujet à suer dans l'écurie sans cause apparente, c'est un indice qu'il est trop nourri, et il faut diminuer sa ration; ou bien qu'il mange sa litière, ce qu'il faut encore empêcher, parce que cette paille échauffée dispose à la pousse.

Du pansage en général.

Le cheval est un animal très délicat qui demande

non seulement une nourriture convenable, mais encore un bon pansage, c'est-à-dire la réunion d'une multitude de soins minutieux non moins nécessaires à la conservation de sa santé qu'à la propreté.

En effet, il est à remarquer que de deux chevaux, dont l'un sera parfaitement nourri mais mal pansé, et l'autre pansé régulièrement quoique moins bien nourri, celui-ci se conservera en meilleur état que le premier, toutes choses égales d'ailleurs. Le pansement doit se faire régulièrement matin et soir, et les personnes très soigneuses le répètent dans le milieu de la journée, mais moins à fond.

On prend d'abord l'étrille de la main droite, et on la promène légèrement sur tout le corps du cheval, depuis la naissance de la queue et la croupe, jusqu'aux oreilles, et on la fait agir jusqu'à ce qu'elle n'amène plus de crasse : alors on la quitte pour répéter la même opération avec un bouchon de paille légèrement humecté, que l'on promène à poil et contre-poil sur toutes les parties du corps, notamment celles où l'étrille n'a pas pu passer ; on lisse ensuite le poil avec l'époussette, et l'on frotte avec soin le dedans et le dehors des oreilles, le dessous de la ganache, entre les jambes, les cuisses, etc. Quelques personnes se contentent de l'époussette sans se servir du bouchon.

Cela fait, prenant la brosse d'une main et l'étrille de l'autre, on brosse à poil et contre-poil, le front, les yeux, les sourcils, en un mot toute la tête; et l'on passe de là aux diverses parties du corps, ayant soin de frotter de temps en temps la brosse sur l'étrille, et de coucher le poil dans son sens en terminant.

Il est surtout essentiel de frotter avec soin les jambes du haut en bas, et de bas en haut, le long des nerfs et aux jointures. Cette opération, que l'on peut faire soit avec la brosse, soit avec le bouchon, concourt non seulement à tenir les jambes propres, mais encore à faciliter la circulation des humeurs et prévenir les engorgemens.

La brosse sert à enlever la crasse que l'étrille n'a pu amener à la surface; avant de s'en servir on avertit le cheval par le mot *ho*, afin de ne pas lui causer de surprise, surtout s'il est ombrageux. Quelques personnes commencent par les pieds de derrière, en frottant successivement la couronne, le paturon, le boulet, le canon, le jarret; et passent de là aux autres parties du corps, en terminant par la tête; l'étrille doit toujours marcher à rebrousse-poil.

Après ces divers pansemens, on prend un seau d'eau fraîche et une éponge très propre que l'on y trempe à plusieurs reprises pour laver et bassiner le tour des yeux, l'ouverture des naseaux, le fourreau de la verge, le fondement; et enfin les jambes, que l'on aura soin de sécher après cette opération ; le lavage des jambes peut encore se faire avec une brosse.

Enfin, prenant le peigne d'une main et l'éponge de l'autre, on démêle avec précaution les crins de la queue et ceux de la crinière, en commençant par le bas et remontant à mesure vers la racine ; ensuite, on peigne dans le sens contraire, c'est-à-dire de la racine en bas, en tenant l'éponge élevée, et faisant couler de l'eau dans les crins à chaque coup de peigne, et l'on finit par tremper la queue dans le seau pour la laver, si elle est très sale ; dans ce dernier cas, on peut la frotter avec du savon noir.

Il y a des chevaux si chatouilleux, qu'ils ne peuvent endurer ni la brosse ni l'étrille ; on se contente alors de les frotter en tout sens avec la main humide, que l'on plonge dans l'eau de temps en temps pour la laver, c'est ce que l'on nomme panser à la main : on a vu plus haut que les poulains se pansent de cette manière jusqu'à un certain âge.

Du régime des chevaux à l'écurie et du pansage en particulier.

A six heures du matin, en toute saison, on entrera dans l'écurie, et l'on jettera le tiers de la ration de foin dans le râtelier après l'avoir nettoyé ainsi que la mangeoire ; pendant que le cheval mangera son foin, on remuera la litière avec la fourche, en poussant sous la mangeoire celle qui n'aura pas été salie; on balayera avec soin les places et l'écurie, et l'on sortira le fumier.

On mettra ensuite une cavessine ou un filet au cheval, et on le sortira de l'écurie si le temps le permet, pour le panser à fond; sinon on l'attachera au poteau, et on le pansera dans l'écurie même: le pansement fait, on mettra au cheval sa couverture, on le fera boire, on lui donnera l'avoine après avoir nettoyé la mangeoire une seconde fois, et l'on jettera de la paille dans le râtelier.

On donnera la seconde ration de foin à midi, et l'on époussettera le cheval pendant qu'il le mangera; ensuite, on le fera boire, on donnera l'avoine après avoir nettoyé la mangeoire, et on laissera le cheval tranquille pendant qu'il la mangera.

A six heures du soir, on se comportera en tous points comme le matin, et l'on donnera les deux autres tiers de la ration de paille; à neuf heures on ôtera la couverture, et on fera la litière, ou on la rafraîchira si elle est faite depuis le matin.

A cet effet, on tire avec la fourche la paille mise en réserve sous la mangeoire, on l'étend jusqu'aux pieds de derrière, et l'on délie ensuite une botte de paille fraîche que l'on répand par-dessus. Si l'on fait la litière dès le matin, on n'ajoutera à celle de la nuit qu'une demi-botte de paille; on la relèvera avec la fourche chaque fois que l'on entrera dans l'écurie, et on la fera le soir comme il vient d'être dit.

On attache les chevaux en place, avec un licol pourvu de deux longes que l'on passe dans les deux anneaux de la mangeoire, puis dans une boule de bois percée d'un trou au-delà duquel on arrête par un nœud l'extrémité des deux longes ; cette boule a pour objet de tirer par son propre poids le licol, pour que le cheval ne s'enchevètre pas, c'est-à-dire pour qu'il ne se prenne pas la jambe de derrière entre les deux longes lorsqu'il veut se gratter la tête ; on peut aussi attacher pendant le jour l'une des deux longes en haut du râtelier, pour empêcher le cheval de manger sa litière.

La conservation des pieds demande des soins tout particuliers, puisqu'ils sont sujets à se détériorer très promptement. Or on a remarqué que ceux de derrière ne sont jamais mauvais, c'est-à-dire ni en-castelés, ni mal nourris, ce que l'on attribue à l'hu-midité de la fiente sur laquelle ils reposent con-stamment dans l'écurie, et qui les conserve en bon état. On recommande en conséquence de tenir éga-lement sous ceux de devant du crottin mouillé dans le même but. Quelques personnes sont encore dans l'usage de laver le pied avec de la vieille urine pour faire croître la corne, la raffermir, l'empêcher d'é-clater, et rouiller les clous pour qu'ils ne se détachent pas.

Quant à nous, nous pensons qu'on ne doit point

attribuer la bonté de la corne des pieds de derrière au séjour qu'ils font dans la fiente, mais bien plutôt à la forme qu'elle y affecte, et à sa nature qui y est plus liante et plus souple que dans ceux de devant. Ce qui vient à l'appui de cette assertion, c'est que dans les écuries bien tenues, où on enlève le crottin aussitôt qu'il est aperçu sur la litière, le sabot n'en est pas moins bon. Au reste, dans les pieds dont cette substance est sèche, cassante et trop rigide, il est convenable de la graisser avec de l'onguent de pied et à son défaut avec du sain-doux ou autre graisse: on devra surtout oindre la partie de la paroi ou muraille qui touche la couronne. La vieille urine recommandée par quelques personnes, produit un effet tout contraire à celui qu'on en attend.

Il faut tâcher de mener les chevaux au moins une fois le jour à l'abreuvoir : cela les promène, les rend gais, et leur fait plus de bien que de les abreuver au seau. D'ailleurs, il est très bon de leur laver les jambes; mais il faut leur en faire écouler l'eau avec la main et les bouchonner avant de les remettre à l'écurie.

Quand l'on rentre un cheval couvert de sueur, il faut la lui abattre avec le *couteau de chaleur* : c'est une vieille lame ou une sorte de couteau de bois que l'on prend à deux mains et que l'on passe sur toutes les parties du corps, dans le sens du poil, pour en faire couler la sueur; ensuite on essuie bien les oreilles, la tête, les jambes, et l'on bouchonne les autres parties jusqu'à ce que le cheval soit sec ; on lui met alors sa couverture et on ne lui donne à boire et à manger que quand il est refroidi.

A l'égard des chevaux de course ou de chasse, il faut les traiter comme il vient d'être dit, mais ne pas les desseller pendant qu'ils ont très chaud, dans la crainte qu'il ne survienne de l'enflure sous la selle. C'est pour prévenir cet accident que les postillons mettent de la paille sous la selle des chevaux qu'ils ramènent. Il est même prudent, lorsque l'on redoute ces engorgemens, de resserrer les sangles immédiatement après l'arrivée.

Il ne convient pas de frotter pendant long-temps les jambes tant qu'elles sont échauffées, parce que l'on y attirerait ainsi les humeurs, mais il convient de le faire quand elles sont refroidies. Il faut surtout soigner celles des chevaux de trait et de tous ceux qui marchent beaucoup sur le pavé et dans la boue.

Les chevaux qui restent peu à l'écurie doivent, de préférence, manger la paille pendant le jour, et le foin dans la nuit.

Gouvernement des chevaux en voyage.

Lorsque l'on se dispose à faire un voyage d'une certaine étendue avec les mêmes chevaux, il faut d'abord s'assurer du bon état de la ferrure ; leur donner un mors le plus léger possible, afin de ménager leur bouche ; voyager d'abord à petites journées et aller tous les jours en augmentant jusqu'au maximum de leurs forces. Un cheval bien ménagé et point trop chargé peut faire par jour douze à quatorze lieues de poste, qu'il faut tâcher de diviser en deux parties à peu près égales, ou bien fournir la plus longue course le matin et réserver la plus courte pour l'après-midi.

Quand l'on trouve chemin faisant une belle eau, il est bon d'abreuver le cheval, de le baigner pendant quelques instans pour lui laver et rafraîchir les jambes, et de le faire marcher après un peu plus vite afin qu'il ne se refroidisse pas. Mais cela ne se fera pas si le cheval a très chaud.

Il est nécessaire de ralentir un peu le pas en approchant des gîtes, afin de commencer à rafraîchir un peu les chevaux et de les reposer. Cette attention permettra de leur donner plus tôt à manger, et préviendra les inconvéniens du refroidissement subit. S'ils ont bien chaud en arrivant, on les promenera pendant quelques instans, puis on leur abattra la sueur, on les bouchonnera, et on leur lavera les jambes avant de les mettre à l'écurie : on aura soin de ne pas leur mouiller le ventre toutes les fois qu'on les fera entrer dans l'eau ayant chaud.

On les attachera au râtelier avec la selle ou le harnais sur le dos ; on ne leur laissera pas leur bride sous le spécieux prétexte de leur donner de l'appétit et de leur rafraîchir la bouche ; mais on pourra leur laver cette partie s'ils ont humé de la poussière. Il faudra dégager la croupière, et, si l'on juge à propos de déserrer les sangles, glisser un peu de paille sous la selle : enfin, on levera successivement les quatre pieds pour les curer, et pour voir s'il manque quelque clou, ce qu'il faudrait réparer sur-le-champ.

Quand l'on jugera les chevaux assez refroidis, on jettera du foin dans le râtelier ; quelques instans après, on leur donnera l'avoine ; mais, s'ils la refusent, on la leur retirera sur-le-champ pour leur donner du son mouillé. Les chevaux qui ne sont pas faits à la fatigue sont sujets à se dégoûter de l'avoine : on prévient ce dégoût en la leur ménageant pendant les premiers jours ; et, s'il persiste, on le dissipera en leur faisant prendre une once de thériaque, ou deux onces de foie d'antimoine dans du vin ; mieux encore en leur mettant un mastigadour.

Si les chevaux ont encore chaud quand on les débride, on leur donne l'avoine avant de les faire boire, sinon on fait le contraire. On peut se remettre en route au bout de deux ou trois heures de repos.

On observera en approchant du gîte où l'on doit coucher, les mêmes soins, les mêmes précautions qu'au premier. Quand il sera temps de desseller et débrider, on donnera un coup d'étrille et l'on couvrira bien les chevaux. On donnera successivement l'avoine, l'eau et le foin ; après quoi l'on examinera les pieds avec encore plus de soin que le matin, soit pour les curer, soit pour réparer la ferrure s'il y a lieu.

Lorsqu'un cheval se couche aussitôt qu'il est débridé, et qu'il a d'ailleurs l'œil bon et ne refuse pas de manger, c'est signe qu'il souffre des pieds, ce que l'on reconnaît encore lorsque cette partie est chaude et sensible au toucher : il faut alors le déferrer, et si l'on voit en dedans du fer un endroit plus luisant que le reste, signe évident que cette partie porte sur la sole, il faut la parer en cet endroit ; et, après avoir rattaché le fer, couler dans le pied de la poix noire ou du goudron fondu avec du suif, ou de la térébenthine, et contenir ce remplissage avec des étoupes.

Avant de sortir de l'écurie le soir, il faut faire une bonne litière, laisser les longes assez longues pour que les chevaux puissent se coucher à l'aise. Quand ils sont très fatigués et échauffés, rien n'est plus utile que de leur jeter de la paille fraîche sous le ventre pour les engager à uriner.

Chaque fois que l'on débride un cheval, il faut laver avec soin le mors et les embouchures, afin qu'ils ne contractent pas de mauvaise odeur ; faire sécher les panneaux de la selle s'ils sont trempés de sueur, et les battre avec une gaule avant de la remettre, afin de les assouplir ; examiner si les porte-mors sont en bon état et si aucune des parties du harnais ne blesse le cheval. Si la gourmette ou la selle causaient des écorchures, il faudrait doubler la première avec un morceau de cuir ou de feutre, et faire cambrer la seconde dans l'endroit où elle porte. Quand les bêtes de somme sont enflées sous le bât, ce qui arrive fréquemment, il faut appliquer sur la partie souffrante un sac de mauves bien chaudes.

La boue qui s'attache aux jambes des chevaux est la cause la plus ordinaire des maux qui se jettent sur cette partie quand l'on n'en a pas soin. Il faut donc, aussitôt que le cheval s'est un peu rafraîchi, prendre d'une main une éponge mouillée, une petite brosse de l'autre; et, tandis qu'on lui fera couler l'eau de l'éponge le long des jambes, les frotter en tous sens avec la brosse; ce que l'on continuera jusqu'à ce que l'eau n'entraîne plus rien.

Ces lavages faits avec soin ne servent pas seulement à entretenir les jambes propres, mais encore à les raffermir, leur donner du ton, favoriser la libre circulation, et prévenir les engorgemens auxquels cette partie est si disposée. La plupart des valets ne prennent pas tant de soin, et se contentent de frotter les jambes de leurs chevaux avec un balai trempé dans un seau d'eau : il est inutile de faire remarquer combien cette méthode est vicieuse.

Quand on a outré des chevaux par une course forcée, il faut, pour éviter qu'ils ne deviennent fourbus ou ne meurent, leur abattre aussitôt la sueur, leur laver les jambes comme il vient d'être dit, les bien bouchonner, et les promener ensuite pendant une demi-heure pour leur laisser prendre doucement haleine. Lorsqu'ils n'auront plus chaud, ils seront menés à la rivière, dans laquelle on les introduira jusqu'aux genoux et aux jarrets, l'espace d'une ou deux heures; puis à leur retour à l'écurie on les fera déferrer, et on leur appliquera sur les pieds de la terre glaise délayée dans de l'eau tenant en dissolution de la couperose verte (sulfate de fer); on les couvrira bien, on leur fera une bonne litière, et on leur donnera de la paille et de l'eau blanche, ou du son. Si malgré l'emploi de ces moyens ils devenaient fourbus, on emploierait le traitement convenable à cette maladie; mais on se gardera bien de leur donner du vin, de la muscade, etc., et autres échauffans de cette nature, ainsi qu'on le pratique communément. On conseille encore de leur frotter bien les jambes avec du vinaigre et du sel, de leur couler dans les pieds de l'huile de laurier, de navette ou de noix, toute chaude; de mettre de la cendre chaude par-dessus, d'assujettir le tout avec de la filasse et des éclisses. Dans tous les cas, après avoir remis le cheval à l'écurie, on le couvrira bien, on lui fera une bonne litière, on lui donnera un lavement, et au bout d'une demi-heure du son mouillé.

Quand après avoir échauffé un cheval à la course, on est dans le cas de s'arrêter, il faut le promener pendant quelques instans, et éviter de le tenir dans un endroit humide, ou sur un terrain en pente où les pieds de devant soient plus bas que ceux de derrière. Enfin on ne doit jamais se remettre en route sans s'être assuré que ses chevaux ont été pansés à fond, qu'ils ont mangé l'avoine, qu'il ne manque rien à leur ferrure ni à leur harnais ; surtout ne les faire sortir de l'écurie qu'au moment de partir, et éviter de les laisser exposés aux intempéries de l'air quand ils ne marchent pas.

Quand un cheval revient d'un voyage long, pénible, et qu'il est fatigué ou échauffé, il faut ôter deux clous aux talons des pieds de devant, et même des quatre pieds, s'il y a lieu, les remplir de bouse de vache, et les graisser en dehors avec l'onguent de pied ; mais on ne doit les parer ni changer la ferrure qu'au bout de quelques jours. On frottera les jambes matin et soir avec de l'eau-de-vie camphrée, ou avec une forte lessive de cendres, chaude ; on saignera le cheval, s'il y a lieu, et on lui donnera pendant une huitaine de jours du son mouillé, avec deux onces de foie d'antimoine.

Il est une infinité d'autres précautions à observer, tant en voyage qu'à l'écurie, que les circonstances seules ou l'habitude de soigner les chevaux suffiront pour indiquer.

Sur la manière de courir la poste et les chasses.

Les personnes qui n'ont pas l'habitude de courir à cheval, ne seront pas fâchées de trouver ici quelques conseils à cet égard.

Il est bon de se munir de bottes fortes qui puissent préserver la jambe si l'on a le malheur de tomber sous son cheval; de se vêtir à la légère, mais de se munir d'un suspensoire, et de porter une ceinture pour soutenir les reins; d'avoir une culotte de peau sans doublure, et de relever la chemise autour des reins pour éviter les écorchures et contusions.

Il faut éviter de se charger l'estomac, parce que les secousses causées par le trot du cheval, et surtout des bidets de poste, est très contraire à la digestion; éviter autant que possible de changer de selle, et en avoir, s'il se peut, une à soi; tenir les étriers un peu plus courts qu'à l'ordinaire, la bride serrée; et suivre les mouvemens du cheval, pour ne pas être *roué*. Les préceptes des académies doivent être mis de côté quand on court la poste.

On se servira beaucoup plus du fouet que de l'éperon, tout en ménageant sa monture, car les personnes qui forcent leur cheval dès le commencement de la course, ou qui ne cessent de le battre, arrivent souvent plus tard que celles qui y mettent plus de ménagement.

On va communément aux rendez-vous de chasse au pas, afin de ne pas fatiguer son cheval; on suit de préférence les sentiers, les chemins, et l'on coupe au court toutes les fois que l'on en trouve l'occasion; mais si l'on voit que la bête se *dépayse*, et paraisse devoir mener la chasse très loin, il vaut mieux revenir sur ses pas et renoncer au plaisir de la voir forcer, plutôt que de s'exposer à crever un cheval.

Il faut rendre la main et serrer fortement les jarrets quand on est forcé de se mettre à la nage ; monter les montagnes au pas ou au trot, mettre pied à terre lorsqu'elles sont trop rapides ; les descendre le plus doucement possible, et si l'on ne peut se dispenser de les descendre au galop, il faut bien soutenir de la main et des jarrets, de peur que le cheval ne fasse une chute dangereuse pour lui et pour son cavalier. S'il s'agit de franchir un torrent, un ravin, de passer devant un moulin ou devant quelque autre objet qui porte ombrage au cheval, il faut l'y préparer petit à petit, revenir plusieurs fois contre l'objet qui l'épouvante ; toujours sans le brusquer, parce que loin de lui donner de la hardiesse en agissant autrement, on s'exposerait à lui faire faire des écarts dangereux.

Quant aux soins à donner aux chevaux qui courent la poste ou la chasse, ils sont les mêmes que ceux décrits dans l'article précédent.

CHAPITRE IV.

DU FERRAGE.

Description anatomique du pied.

LE pied du cheval se compose de plusieurs parties, tant internes qu'externes, qu'il est essentiel de connaître pour se rendre compte des maladies auxquelles il est sujet, et pour éviter les accidens qui pourraient résulter d'une mauvaise ferrure.

La partie extérieure qui frappe la première les regards est le *sabot*, sorte de boîte de corne dans laquelle toutes les autres parties sont renfermées. C'est, à proprement parler, l'ongle du cheval.

La partie de devant du sabot se nomme la *pince*; les côtés, les *quartiers*; le bas des quartiers, les *mamelles*; et la partie de derrière, les *talons*. L'entourage de corne qui le compose se nomme la *muraille* ou *paroi*; son épaisseur est beaucoup moindre vers la couronne, où elle forme le biseau, que dans le reste de son étendue; cette épaisseur, qui est d'à peu près quatre lignes vers la pince, diminue insensiblement jusqu'aux talons. La corne doit être noire, unie et luisante, le sabot haut; les quartiers doivent être ronds à peu près dans les pieds de devant, et légèrement aplatis dans ceux de derrière; les talons larges et hauts. La couronne est une sorte de bourrelet qui entoure le pied à la naissance du sabot.

On trouve sous le pied, en dedans de la muraille, une sorte de semelle d'une corne un peu plus molle que celle du sabot. Cette partie se nomme la *sole*, et peut être comparée à la plante du pied chez l'homme, à cela près qu'étant un peu concave, ce n'est pas elle mais bien le bord inférieur de la muraille, qui porte à terre.

La sole de corne, ainsi appelée pour la distinguer de la sole charnue, a environ trois lignes d'épaisseur. Elle est de texture lamelleuse; présente une fente profonde, très large du côté des talons, qui va en se rétrécissant au milieu du pied, où elle se termine, et qui est occupée par une portion de corne bifurquée, fibreuse et plus molle, que l'on nomme la *fourchette*. La sole doit être forte et épaisse, la fourchette menue et maigre, sans être trop sèche.

D'après ces premières données, on voit qu'il existe au milieu du pied, et entre le fer et la sole, un creux assez considérable dans lequel doivent nécessairement s'amasser la terre, les petites pierres, etc., et qu'il faut avoir soin de curer fréquemment.

Au centre de la boîte en question, on trouve un os spongieux, posé à plat sur la sole charnue, et d'une forme à peu près semblable à celle du sabot; on le nomme le *petit pied*. Comme il supporte l'os du paturon, tout le poids du corps porte à peu près sur le petit pied; en sorte que pour peu que cette partie soit offensée, la jambe tout entière est hors de service; c'est ce qui fait que des personnes peu instruites cherchent souvent dans l'épaule ou les autres parties de la jambe, un mal dont le siége se trouve dans le petit pied.

L'espace intermédiaire entre cette partie et la paroi interne de la muraille est rempli par une production charnue et coriace, appelée *la chair canelée*. On nomme *sole charnue* la portion de cette chair qui se trouve entre le dessous du petit pied et la sole de corne.

On trouve encore dans l'intérieur de la boîte de corne, des tendons, des nerfs, des vaisseaux, plusieurs autres parties dont la description menerait trop loin. Passons maintenant aux défauts que présente souvent la structure du pied.

Quand le sabot est trop large par en bas, et pas assez haut, les quartiers s'écartent souvent assez pour que la fourchette et la sole portent à terre, ce qui cause de la douleur au cheval et le fait boiter. On nomme *pieds plats* ceux dont il s'agit; et *pieds combles* ceux dont la sole déborde la muraille au lieu de la laisser dépasser, ce qui provient ordinairement de ce que l'on a trop paré la corne en ferrant.

Quand, au contraire, le sabot est trop étroit, les quartiers se serrant l'un contre l'autre compriment le petit pied. C'est ce que l'on nomme *pied encastelé*, défaut essentiel, en ce que non seulement il rend le cheval bien moins sûr sur jambes, mais l'expose encore à plusieurs maladies de pied.

Quelques chevaux ont la corne très dure, ou si aigre qu'elle éclate au moindre choc à l'endroit des clous; d'autres ont la fourchette trop grosse, ce qui fait qu'elle porte à terre, ou trop décharnée, ce qui annonce un pied faible et mal nourri. Le sabot cerclé, c'est-à-dire entouré de rainures, annonce une mauvaise qualité de corne. Cela arrive souvent à la suite de la fourbure.

On nomme *pieds gras* ceux qui ont beaucoup de chair et la corne très mince; ils sont délicats et difficiles à ferrer; *pieds faibles* ceux qui ont peu de talon et la corne mince vers la pince, où elle a, au contraire, besoin d'offrir plus de solidité.

Il y a des chevaux qui ont les talons faibles et flexibles, inégaux, etc. Enfin ceux qui ont les pieds trop grands sont lourds, pesans, sujets à se déferrer. Les pieds trop petits sont souvent malades et douloureux.

Comme le pied ne peut être bon qu'autant que la corne est ferme, liante, assez épaisse pour ne pas s'écraser, et assez forte pour supporter les fers et les clous, il faut suivre exactement les préceptes donnés à cet égard dans les deux articles relatifs au gouvernement des chevaux à l'écurie ou en voyage, et graisser tous les trois ou quatre jours la corne des talons avec du cambouis ou un mélange de miel et de sain-doux. M. Clatter, vétérinaire anglais, préfère la vieille urine à tous les corps gras, qui, quand on en abuse, ont l'inconvénient de ramollir la corne et de faire partir les clous. Il conseille de remplir les pieds durs et secs, avec des étoupes enduites d'un mélange de goudron et sain-doux, de chaque quatre onces, térébenthine une once. Il faut ôter le remplissage quand on sort le cheval de l'écurie pour le faire travailler.

Des instrumens du maréchal et des diverses sortes de fers.

Le *boutoir* est un instrument tranchant figurant une sorte de petite pelle, et armé d'un manche recourbé à deux branches, dont l'une en fer sert à le diriger, et l'autre, en bois, à le pousser en avant. On se sert de cet instrument pour parer le pied, c'est-à-dire pour égaliser et rafraîchir la corne de dessous le sabot avant de poser le fer.

Le *brochoir* ou marteau, sert à *brocher*, c'est-à-dire à enfoncer les clous dans la corne : il a une tête grosse et large.

Le *rogne-pied* est une lame de fer ou d'acier avec laquelle on enlève, après avoir posé le fer, la corne qui le déborde autour du sabot, et la partie la plus dure du bord inférieur de la muraille.

Les *triquoises* sont des tenailles qui servent à couper

les pointes de clous qui ressortent en dehors du sabot. On se sert de la *râpe* ou lime pour unir la corne et les rivets.

On se sert du *repoussoir*, qui est une sorte de poinçon à quatre faces, pour chasser les clous hors de leurs trous.

Le fer est la chaussure destinée à préserver la corne du cheval et à conserver le pied, qui, sans cette précaution, serait bientôt ruiné. La partie de devant de ce fer qui correspond à la pince du pied, porte le même nom; les côtés se nomment les *branches*; et les extrémités de ces branches correspondantes aux talons, les *éponges*: celles-ci se nomment *crampons* quand elles sont coudées en dessous en forme de crochet.

Le fer est *étampé* ou percé de huit trous pour autant de clous. On dit *étamper maigre* quand on perce ces trous près du bord extérieur; et *étamper gras* quand on les place plus près du bord qui regarde la fourchette. Les fers de devant diffèrent toujours de ceux de derrière, en ce qu'ils sont percés à la pince, tandis que ceux-ci ne le sont que sur les côtés.

On fait généralement en France quatre sortes de fers: le fer *ordinaire*, qui est celui de tous les pieds bien conformés; le fer *à lunette*, qui est plus court d'éponge que tous les autres, parce que l'extrémité des branches est coupée tout près de l'étampure; le fer *à pantoufle*, dont l'éponge est beaucoup plus épaisse du côté qui regarde la fourchette que du bord extérieur; le fer à *demi-pantoufle* ne diffère de celui-là qu'en ce que cette épaisseur est moins considérable : ces deux dernières sortes de fer sont peu usitées aujourd'hui. On fait aussi une autre espèce de fer, *à cercle*, qui ressemble beaucoup à ceux qui garnissent les talons de bottes. Ce fer est très commode pour les chevaux de selle qui marchent sur un pavé sec et plombé; il est ordinairement étampé de dix trous. Enfin, la grande diversité que l'on rencontre dans la conformation des pieds, donne lieu à autant de variétés dans la conformation du fer; car il est essentiel qu'il s'adapte parfaitement à la forme du pied, et d'ailleurs on parvient souvent à corriger par la ferrure une foule de défectuosités ou de maladies locales.

Les clous dont on se sert pour attacher les fers se composent d'une lame et d'une tête; celle-ci est carrée et grosse; la lame, plate et bien affilée: le fer doit en être liant et point aigre, afin que la tête se moule bien dans les étampures et que la lame ne casse pas dans la corne. On doit choisir généralement les clous les plus déliés de lame, afin qu'ils ne la fassent pas éclater, et les fers les plus légers, afin qu'ils fatiguent moins le pied. C'est une erreur grossière de croire qu'il faille employer des fers larges et épais; l'essentiel est encore une fois de les approprier exactement à la forme du pied, et, d'ailleurs, de les attacher solidement.

On fait un *pinçon* à certains fers, c'est-à-dire qu'on laisse déborder en pince une petite languette que l'on relève ensuite sur le sabot d'un coup de brochoir. Cela se pratique communément aux fers de derrière.

De la manière de ferrer, en général.

Après avoir attaché le cheval avec sa longe, le palfrenier ou un garçon maréchal prend le pied dans ses deux mains si c'est un de ceux de devant, ou si c'est un de ceux de derrière, il se place contre la croupe, le dos tourné du côté de la tête du cheval, et descendant la main le long de la jambe, par-dessus le jarret, il va prendre le pied, qu'il lève doucement et le pose sur sa cuisse, où il le maintient ferme avec ses deux mains, la sole tournée en l'air.

Le maréchal prenant alors le rogne-pied, dérive les vieux clous ; puis, avec ses triquoises, enlève le vieux fer, nettoie le pied de toutes les ordures qu'il renferme, le pare, c'est-à-dire enlève les portions de corne superflues ; et, après en avoir pris la mesure, va choisir un fer qu'il fait chauffer, l'ajuste, et revient l'appliquer pendant quelques secondes sur le pied, en appuyant légèrement avec les branches des triquoises. Ensuite il le laisse refroidir ; broche un clou de chaque côté, et s'assure bien que le fer porte également partout avant d'achever de le clouer.

Cela fait, il emporte avec le rogne-pied la **corne** qui dépasse le fer, ou celle que peuvent avoir fait éclater les pointes des clous; coupe ces pointes, et les rive en y appuyant fortement la tête des triquoises tandis qu'il frappe à grands coups sur les têtes, ou réciproquement; enfin il passe légèrement la râpe sur les rivets pour les unir, et l'opération est finie.

Quand le maréchal enlève le vieux fer, il est quelquefois obligé de chasser les vieux clous avec le repoussoir, ce que l'on doit éviter autant que possible, parce que l'introduction de cet instrument dans les trous les élargit et risque de faire éclater la corne.

Quand un clou se coude, il faut exiger que le maréchal en remette un autre, et ne fasse pas servir le même. Si le cheval, quoique tranquille d'ailleurs, vient à retirer vivement le pied après un coup de marteau, il y a lieu de croire que le clou, s'étant coudé en dedans ou ayant été mal conduit, a atteint le vif, et il faut le faire retirer sur-le-champ.

Afin d'éviter cet accident, le maréchal doit **tenir** son clou d'une main, tandis qu'il frappe d'abord à petits coups de l'autre, et redoubler quand la **pointe** commence à paraître en dehors.

Afin que le boutoir ne s'égare pas, et de ne **pas** courir le risque de blesser avec cet instrument, soit le cheval ou l'homme qui tient le pied, il faut que le maréchal en applique le manche contre son ventre, et le pousse en avant par un mouvement des reins soutenu et uniforme. Lorsque le sabot est naturellement dur et sec, il faut l'humecter préalablement avec de la fiente de vache mouillée, pendant une demi-journée ou plus s'il est nécessaire.

Règles générales pour bien ferrer.

Il serait aussi impossible d'assigner, d'une manière invariable, la meilleure forme à donner aux fers, qu'il l'est de trouver deux pieds absolument ou même à peu près semblables. En effet, outre que la nature ne se copie jamais dans ses œuvres, il est beaucoup de pieds dont la forme naturelle a été altérée, soit par des maladies, soit par une ferrure défectueuse. Un maréchal connaissant son métier saura reconnaître les diverses indications que lui présenteront les circonstances : bornons-nous à rappeler ici quelques unes des règles générales données par les maîtres de l'art.

Mettre *pince devant, talons derrière;* c'est-à-dire clouer les fers en pince aux pieds de devant, parce que la corne est plus forte en cet endroit qu'aux pieds de derrière; et clouer ceux-ci plus près du talon, la corne y étant plus forte qu'aux pieds de devant.

Ne pas étamper trop gras. Si l'on perçait les fers trop près du bord intérieur, ou que l'on employât des clous trop forts de lame, ils comprimeraient la chair ou même l'offenseraient, ce qui donnerait lieu à des accidens graves dans l'un comme dans l'autre cas. Si, d'un autre côté, on perçait trop maigre, les clous ne monteraient pas assez haut dans les sabots, et seraient sujets à se détacher. Il faut en général percer maigre pour les pieds faibles qui ont très peu de corne, et plus gras pour les autres.

Ne pas brocher en musique. On appelle brocher ainsi, quand les pointes des clous sortent les unes plus haut, les autres plus bas. Il faut, autant que possible, que tous les rivets soient sur la même ligne.

Parer légèrement. La plupart des maréchaux ont la mauvaise habitude d'abattre de la corne à tort et à travers chaque fois qu'ils ferrent un cheval : cette méthode, par laquelle ils croient donner au pied meilleure grâce, ne sert qu'à l'affaiblir, à resserrer les quartiers, et ruiner le sabot ; il faut se borner à rafraîchir la corne, c'est-à-dire à en enlever la superficie et les inégalités. Il faut aussi éviter avec soin d'ouvrir les talons, c'est-à-dire de les évider ; de parer la sole, ce qui l'affaiblit, et de tailler la muraille en biseau. C'est aussi une très mauvaise habitude que de râper le sabot ailleurs qu'aux rivures, parce que, en enlevant ainsi le luisant qui recouvre la corne, on l'expose sans défense aux influences de l'air et de l'humidité, et aux seimes qui en sont fréquemment la suite.

Ne pas échauffer la sole. Quand l'on se borne à

présenter sur le pied le fer chaud, sans l'être trop et sans l'y laisser trop long-temps, on aperçoit aisément à une couleur de roussi plus prononcée, les inégalités de la corne; et d'ailleurs, ce léger degré de chaleur, faisant refluer les sucs nourriciers, lui fait prendre plus de consistance en l'empêchant de pousser par en bas.

Mais la plupart des maréchaux n'ayant d'autre but que d'abréger leur besogne, appliquent le fer tout rouge, et l'y laissent jusqu'à ce que toute la corne qu'ils veulent emporter soit brûlée. En agissant ainsi, ils dessèchent la corne, la rendent cassante; échauffent la sole et les chairs qui avoisinent le petit pied; privent le sabot de nourriture, et finissent par ruiner le pied, si même ils n'occasionnent pas sur-le-champ des accidens graves.

Que le fer ne porte pas sur la sole. Il ne doit porter que sur la muraille et laisser un vide entre lui et la sole, sans quoi le cheval boiterait infailliblement, moins que la sole ne fût très épaisse. Il faut, d'un autre côté, éviter, ainsi qu'il a été dit plus haut, de la creuser en parant le pied, parce que le vide en question étant trop grand se remplirait de terre et de gravier, ce qui aurait le même inconvénient que si le fer portait.

Ne pas voûter le fer. Les fers voûtés ou bombés en dehors font, dit M. La Fosse, l'effet d'un étau qui resserre les quartiers et comprime les parties internes du pied; ils sont d'ailleurs très difficiles à

bien poser. Le principal inconvénient de ces fers me
paraît être de renverser la muraille sur les côtés,
parce que tout le poids du corps porte sur elle, ce
qui rend bientôt les meilleurs pieds combles. Les
chevaux ainsi ferrés sont aussi moins assurés, surtout quand ils marchent sur le pavé.

Ferrer court. Les chevaux ferrés trop long d'éponge
sont sujets à se déferrer dans mainte circonstance,
ou à se couper en se couchant ; ils marchent lour-
dement et d'un pas mal assuré. Les fers longs et forts
d'éponge écrasent et foulent les talons bas, ce qui
fait boiter le cheval ; ils éloignent la fourchette de
terre, en sorte que pour peu qu'elle soit gorgée
d'humeurs, ce qui arrive fréquemment, cette partie
n'appuyant pas du tout, l'engorgement augmente de
plus en plus et dégénère en fic ou crapaud, inconvénient que l'on prévient en ferrant court. Les crampons ne sont bons que sur la glace et dans les terrains
glissans, mais jamais sur le pavé.

Ne pas étamper large. Lorsque les trous de l'é-
tampure sont trop larges, il faut mettre des clous
très forts de lame, sans quoi le fer commence à va-
ciller et tombe dès que les têtes sont usées.

Il ne faut jamais trop écarter du corps du cheval
ni élever trop haut la jambe que l'on tient. S'il est
difficile et malin, on emploiera tous les moyens que
la patience et la douceur pourront suggérer, sans
jamais le brutaliser ; et l'on ne recourra au travail, aux morailles, au torche-nez et autres moyens

de rigueur, que quand tous les autres seront épuisés.

Quand l'on se sera rendu maître du pied, l'homme chargé de le tenir s'affermira du mieux qu'il pourra pour n'être pas entraîné dans les efforts du cheval, mais sans y mettre beaucoup de force, ni vouloir s'opposer trop à ses mouvemens; et quand l'opération sera finie, il ne lâchera pas le pied brusquement, mais l'accompagnera doucement jusqu'à terre. Enfin, il faut prendre garde que la longe ne serre le nez du cheval ou ne lui passe dans la bouche, parce qu'en tirant sur elle il pourrait s'ôter la respiration ou se couper la langue.

Un ferrage fait d'après les bons principes conservera le pied du cheval toujours intact et durera environ six semaines. Mais il faut éviter autant que possible de le faire travailler le jour même, parce qu'il y a beaucoup de chevaux qui, soit fatigue ou malice, feignent de boiter le jour où ils sont ferrés. C'est surtout le premier ferrage qui demande le plus d'attention, parce que c'est de lui bien souvent que dépendent tous les autres.

Du genre de ferrage propre aux divers pieds.

Après avoir examiné d'une manière générale les préceptes relatifs à l'art de la ferrure, il est bon de jeter un coup d'œil sur les moyens d'approprier la chaussure d'un cheval au genre de service auquel il

est employé, et sur la manière de ferrer certains
pieds d'une conformation particulière.

Les chevaux de labour ou de charrette, ayant le
pied très fort et marchant presque toujours sur des
terrains mous ou dans la boue, demandent à cet
égard beaucoup moins d'attention que tous les
autres.

Pour ceux de carrosse, surtout quand ils ont le
pied grand et ample, il faut empêcher qu'il ne s'é-
largisse davantage. A cet effet, ne voûtez point le
fer, ne coupez pas les mamelles, n'ouvrez pas les
talons, et blanchissez simplement la sole. Ferrez
juste, étampez gras; mais ne brochez pas trop haut
dans la crainte d'éclater la corne. Pour affermir
d'autant les fers dont il s'agit, on y fait un pinçon.

Les chevaux de selle doivent être ferrés à la légère
et plutôt à cercle qu'autrement. Pour ceux de manége, il faut abattre les talons jusqu'au vif sans
creuser les quartiers, et employer des fers légers et
très découverts.

Aux chevaux *pinçarts*, c'est-à-dire qui appuient
beaucoup sur la pince, on met de forts pinçons, et
l'on cloue le plus près du talon : à ceux qui *forgent*,
c'est-à-dire qui prennent en marchant leurs fers de
devant avec la pince de ceux de derrière, on met
des fers très courts d'éponge au devant et à pince
tronquée au derrière.

Aux chevaux qui *se coupent* en marchant, il faut
laisser déborder un peu de corne en pince s'ils se

coupent de devant, et se servir d'un fer dont la branche de dedans soit courte, étroite et incrustée dans la muraille, s'ils se coupent des quartiers : on dit qu'un cheval se coupe quand il s'attrape les boulets avec les fers toujours au même endroit. On emploiera avec avantage un fer dit à la turc.

Aux pieds plats, il faut examiner d'abord l'état des quartiers et des talons : si les quartiers sont mauvais, il faut avoir des branches étroites et longues, et faire en sorte que l'éponge porte dans l'endroit le plus fort du talon ; si, au contraire, le quartier est bon et les talons mauvais, on raccourcit les éponges de manière à ce qu'elles portent à l'endroit le plus fort du quartier. Il faut, dans tous les cas, faire en sorte que la fourchette porte à terre, malgré l'avis contraire de quelques maréchaux.

Ces pieds deviennent assez souvent *combles*, surtout chez les chevaux élevés dans des terrains marécageux, et ceux à qui l'on a mis des fers voûtés, ou dont la ferrure a été négligée pendant que leur pied n'était encore que plat. Il est évident que si l'on suit la pratique de certains maréchaux, de donner aux pieds combles des fers voûtés, le mal ira toujours en augmentant, parce que la sole, qui pousse déjà trop en dehors, poussera bien davantage quand elle ne sera pas contenue par le fer.

Il faut au contraire épargner le plus possible la corne des quartiers ; ne blanchir la sole que très légèrement pour ne pas la rendre trop sensible ;

employer un fer plat en prenant garde néanmoins
qu'il ne comprime trop la sole ; ferrer à froid ; percer
très maigre ; graisser de temps à autre le sabot pour
faire pousser la corne ; et laisser reposer le cheval
pendant quelques jours, chaque fois qu'on l'a ferré
à neuf. Les chevaux qui ont les pieds très combles
ne peuvent plus guère servir que pour la charrue ;
mais il arrive souvent qu'ils en reviennent guéris
au bout de quelques mois.

Les pieds *encastelés* ou qui sont très serrés des
talons, le sont ou par vice naturel de conformation
ou par accident. Dans ce dernier cas, il faut parer
les talons à plat, sans les creuser non plus que les
quartiers, et ferrer court afin que la fourchette
porte à terre. MM. *de la Guérinière* et *Garsault* prescrivent ici le fer à pantoufle ou demi-pantoufle ; mais
M. *La Fosse* démontre le vice de cette méthode.

Aux talons bas et faibles, il faut des fers un peu
couverts et assez longs pour protéger les talons,
qui, s'ils portaient à terre, seraient foulés et meurtris : le fer à planche convient beaucoup dans ce
cas ; il ne faut pas creuser les quartiers.

Aux chevaux qui ont la corne mince, faible ou
éclatée, il faut des fers dont les branches soient
étroites et longues ; des clous bien affilés et déliés
de lame ; étamper de loin en loin, et abattre toute
la corne qui sera éclatée, parce qu'elle ferait fendre
la bonne.

Quand l'on veut ferrer en demi-cercle un cheval

de selle ou autre destiné à marcher sur un pavé
glissant, à monter ou descendre des montagnes, etc.,
il faut choisir un fer de cette forme, de deux à
trois lignes de largeur sur une et demie d'épaisseur;
et l'étamper avec un poinçon, afin de ne pas faire
les trous trop gros. On ménagera la muraille en
parant, et on y pratiquera une rainure dans laquelle
le fer devra s'emboîter exactement, le bord de la
muraille devant porter sur le pavé.

Il résulte de cette disposition, que le fer étant
extrêmement léger ne fatigue pas le cheval, qu'il
empêche la corne de s'élargir, que celle-ci réciproquement le conserve plus long-temps que ne le com-
porterait son peu d'épaisseur, que le cheval marche
avec plus d'assurance. Mais cette ferrure ne dure
guère plus de trois semaines ou un mois, et userait
promptement la corne des chevaux qui travaillent
beaucoup.

Enfin il y aurait une foule d'autres remarques à
faire sur les indications particulières qui peuvent
se présenter dans la pratique de la ferrure. Mais un
véritable artiste qui aura quelques connaissances
de l'anatomie du pied, et qui ne sera pas étranger à
la théorie de son art, saura apercevoir ces indications, et se conduira en conséquence.

Les auteurs s'accordent généralement à blâmer le
mode de ferrure adopté pour les mulets. C'est une
grande plaque de fer, presque ronde, appelée
planche, et percée d'un trou dans le milieu, ou bien

un large fer plus long et plus couvert que les autres, appelé *fleurentine* ; dans tous les cas, le fer
déborde le sabot de beaucoup, surtout en pince.

La ferrure en question a de nombreux inconvéniens ; elle rend le pas des mulets extrêmement
lourd ; quand ils marchent dans des terres fortes,
leurs fers sont sujets à y rester, ou en emportent
des masses énormes ; ils trébuchent à chaque pas
dans les chemins pierreux et raboteux, parce que
leurs fers étant beaucoup trop larges, portent à faux
à chaque instant ; la même cause les empêche aussi
de marcher dans les montagnes où ils ne trouvent
que des sentiers étroits.

Tous ces motifs et plusieurs autres doivent donc
déterminer à ferrer les mulets juste à la grandeur de
leur pied, qui est très petit. Comme leur plus
grande force est dans les talons, qui leur servent
à se retenir dans les chemins glissans, il faut leur
donner des fers courts d'éponge, et ne pas trop affaiblir la pince.

DEUXIÈME PARTIE.

CHAPITRE V.
NOTIONS DE MÉDECINE VÉTÉRINAIRE.

Description et traitement des maladies les plus ordinaires aux chevaux. (1)

Abcès. On nomme ainsi un amas de pus formé dans les parties charnues (Voyez *Tumeur*).

Amputation de la queue. Cette opération consiste à en retrancher un ou plusieurs nœuds à l'aide d'un brochoir ou d'un instrument nommé coupe-queue : lorsque l'on se sert du brochoir, ce qui est le plus ordinaire, on place sa partie tranchante à la face inférieure de la queue, après avoir préalablement

---

(1) Voyez aux mots *amputation de la queue , castration, lavemens, maladie, médicamens, purgations* , la manière de couper la queue, d'hongrer ; les soins généraux à donner aux chevaux malades, la manière d'administrer les lavemens , médicamens divers , et de soigner les chevaux un jour de médecine.

coupé les crins qui pourraient embarrasser, et on frappe sur la face opposée un fort coup d'un morceau de bois assez pesant, puis on cautérise avec un fer rouge.

Si on veut que le cheval porte sa queue avec plus de grâce, on la lui coupe à l'anglaise ; voici en quoi consiste cette opération, qu'il est bon de faire précéder et suivre de trois ou quatre jours de régime délayant, surtout si le sujet est irritable.

Après avoir noué les crins, mis les entraves aux pieds de derrière, et placé un torche-nez, on fera tenir par un aide la queue perpendiculairement ; et avec un instrument tranchant dont la lame a la forme d'une serpette, on fera la section des deux muscles abaisseurs, qui doivent sortir en partie par chaque incision, sauf des deux dernières : ces incisions seront au nombre de quatre ou cinq de chaque côté ; les deux premières doivent être placées à deux travers de doigt de l'anus, plus près on pourrait attaquer le ligament suspenseur de l'anus, et les suivantes à pareille distance les unes des autres ; on coupera chaque partie de chair sortante : puis on fera rentrer l'animal à l'écurie pour lui mettre la *queue à la poulie*, c'est-à-dire qu'une corde fixée à l'extrémité des crins, passera dans des poulies attachées au plafond, et supportera un poids de quelques livres par son extrémité mobile. Cette manière de faire a l'avantage d'en faciliter le port, et de hâter la guérison des plaies que le frottement continuel retarderait si on la laissait pendante. Cependant il ne faut point la charger d'un poids trop considérable, qui, en la tirant trop fortement, pourrait occasionner des accidens graves.

Il arrive quelquefois qu'en faisant la section des muscles abaisseurs, on coupe l'artère coccygienne, ce dont on s'aperçoit à la sortie du sang, qui a lieu par jets : on doit alors appliquer un appareil composé d'étoupes et de ligatures, qu'on ne laissera que le temps suffisant pour arrêter l'hémorragie : six ou huit heures sont autant qu'il en faut, après quoi on l'ôte, car si on l'y laissait quatre ou cinq jours, comme quelques personnes le recommandent, il pourrait en résulter des compressions telles que la chute de la queue ait lieu.

Les accidens qui peuvent accompagner cette opération sont : 1°. un engorgement inflammatoire considérable qui sera combattu par les saignées, les émolliens, et par l'enlèvement de la presque totalité du poids placé à l'une des extrémités de la corde : 2°. la gangrène, qui est souvent la suite d'une vive inflammation, et qui donne lieu quelquefois à la chute de la queue, requiert l'emploi des toniques, tant à l'intérieur qu'à l'extérieur (vin de quinquina camphré), des scarifications et du feu ; 3°. les fistules presque toujours occasionnées par la carie des coccygiens, pourront être traitées par l'application du feu sur la partie de l'os qui les entretient, ou par des pansemens avec des étoupes chargées de

teinture d'aloès; 4°. enfin, les cerises, que les caustiques, tels que le sulfate de cuivre (vitriol bleu),
la potasse, etc., feront disparaître si elles ne sont
point entretenues par quelque point carié.

Arêtes. Les arêtes ou queues de rat sont des croûtes
écailleuses qui se forment le long du canon, dont
elles font tomber le poil, et d'où suinte parfois
une humeur âcre et infecte. La même éruption
prend le nom de *grappes* quand elle se présente sous
la forme de petits boutons groupés autour d'un
point commun.

Cette maladie, qui se manifeste communément
pendant la mauvaise saison, a pour cause immédiate
la stagnation d'humeurs viciées, et provient presque toujours de la négligence des palfreniers. Le
meilleur moyen de la prévenir est de tenir les
jambes très propres, et de les frotter fréquemment
pour entretenir la circulation.

Dès que l'on s'aperçoit que les jambes d'un cheval enflent à l'écurie, on lui fera prendre de l'exercice; on les lui lavera en rentrant, avec de la vieille
urine ou une forte saumure, et on les lui frottera
fortement avec la main ou la brosse, plusieurs fois
le jour. Si ces moyens ne suffisent pas pour prévenir
le mal, bassinez plusieurs fois par jour la partie
après en avoir rasé le poil, avec l'une des lotions,
nᵒˢ 1 et 2, et frottez-la, matin et soir, avec la mixtion nᵒ 3 : un traitement interne est presque toujours nécessaire.

Asthme. Les chevaux sont assez sujets à cette maladie, qui se reconnaît à peu près aux mêmes signes que la pousse, maladie que l'on croit la même que celle-ci. Si le cheval qui en est atteint est en bon état du reste, on le saignera et on le purgera après lui avoir fait prendre pendant deux ou trois jours, matin et soir, de l'eau blanche chaude ; on lui continuera ensuite la même boisson, à laquelle on ajoutera trois ou quatre cuillerées de sirop d'ail, n° 4, ou d'oximel scillitique.

Atteinte. Les chevaux sont sujets à se donner eux-mêmes en marchant, ou entre eux, marchant de compagnie, des coups de pied sur diverses parties du pied. Ces coups ou meurtrissures se nomment atteintes, au-dessous du boulet, et nerfs-ferrure, au-dessus. Quand l'atteinte est simple, c'est-à-dire très légère, il suffit de la bassiner avec l'une des lotions prescrites pour les arêtes ; quand elle est plus grave, elle dégénère en javart (*Voyez* ce mot).

Avant-cœur, tumeur volumineuse qui se forme au poitrail. Comme cette maladie est très grave, il faut appeler de suite un vétérinaire instruit, et mettre en attendant le cheval à la diète et à l'eau blanche. Cette tumeur se traite ordinairement par suppuration, après que le cheval a été duement préparé selon les circonstances.

Aphthes ou chancres de la bouche (*Voyez* Chancre).

Avives. Inflammation subite et gonflement de ces glandes connues sous le nom de parotides, qui sont situées à la jonction de la tête avec le cou. Cette maladie, qui est quelquefois la suite d'une gourme mal guérie, d'un coup, etc., se traite comme un abcès ordinaire, mais il faut attendre, pour l'ouvrir, la formation complète du pus. La diète, l'eau blanche, les cataplasmes émolliens, les lavemens s'il y a lieu, sont les premiers moyens à employer.

Les maréchaux donnent quelquefois le nom d'avives à des tranchées accompagnées d'une grande difficulté d'uriner, qui attaquent parfois les chevaux auxquels on a fait boire de l'eau très froide étant en sueur. Un préjugé très ancien leur faisant croire que la cause première de ce mal est dans les parotides, ils prennent ces glandes à pleine main, les manient avec force, vont même jusqu'à les battre pour les écraser, d'après le conseil de la Guerinière, ou à les extirper. On sent aujourd'hui tout le ridicule et la barbarie de semblables manœuvres, ainsi que d'introduire un pou, une puce, ou du poivre dans le canal de l'urètre dans l'espoir de faire uriner l'animal; de lui mettre dans les oreilles des orties pilées avec du vinaigre, etc. : il est bien plus convenable de lui jeter de la paille sous le ventre, de le mettre à la diète et l'eau blanche, et de se comporter du reste comme dans tous les cas de tranchées inflammatoires.

Barbes. On prend quelquefois pour des excroissances maladives auxquelles on donne ce nom, l'espèce de protubérance que forment les orifices des glandes maxillaires, surtout quand, par une cause quelconque, il y a un peu d'inflammation, et que le cheval n'a pas bon appétit. On coupe ou on cautérise ces excroissances pour remédier à un mal imaginaire : il n'est pas besoin de démontrer l'absurdité de cette méthode.

On nomme improprement *lampas* ou *fève*, et l'on traite de la même manière, des excroissances à peu près semblables que l'on remarque quelquefois dans le voisinage des incisives supérieures. Ce n'est autre chose qu'un simple gonflement qui ne demande d'autre traitement que le régime, et quelquefois une saignée locale.

Barres blessées. Les barres peuvent être blessées par un mauvais mors ou par l'action d'une mauvaise main. Il suffit de laisser reposer le cheval, et de bassiner les parties affectées, avec du vin tiède étendu d'eau. Mais si l'os est à découvert ou qu'il y ait plaie d'un mauvais caractère, il faut consulter un homme de l'art.

Bleime. Épanchement de sang qui se forme sous la sole, près du talon, et dont la cause la plus ordinaire est la meurtrissure des talons ; les talons bas et forts y sont les plus exposés. Lorsque ce mal ne s'annonce que par une tache rouge à la sole, il suffit de parer cette partie un peu profondément chaque fois que l'on ferre, en en recherchant d'ailleurs la cause afin d'y remédier ; mais dès qu'il y a ulcération, il faut enlever sans ménagement à coups de bistouri toutes les parties gâtées, et panser la plaie avec des plumasseaux ; quand le mal est très invétéré, on est forcé de dessoler.

Blessures. Les chevaux sont sujets à se blesser dans une foule d'endroits, soit par l'effet de leur harnais soit par une infinité de causes accidentelles. La plupart de ces accidens, tels que les blessures sous la selle, au garrot, au poitrail, aux épaules, à la gourmette, etc., pourront être prévenus en observant avec soin ce qui a été dit ailleurs sur le gouvernement des chevaux. A l'égard des blessures que l'on n'aura pu éviter, il faudra y porter remède aussitôt que l'on s'en apercevra.

Si elles sont légères, il suffira de les bassiner avec de l'eau-de-vie et du savon, et de tenir sur la partie malade un papier imbibé si l'on continue de faire travailler le cheval, en même temps que l'on recherchera la cause de la blessure pour y remédier. Les blessures graves doivent être traitées comme les plaies.

Blessures au pied. Les chevaux peuvent être blessés aux pieds soit par des clous de rue, des tessons de verre ou de poterie, des chicots ou éclats de bois, soit par toute autre cause. Aussitôt que l'on a connaissance de l'accident, il faut extraire le corps étranger, mettre bien à découvert le fond de la plaie, en enlevant la corne qui la recouvre, et panser avec des plumasseaux enduits de térébenthine.

Si la blessure est profonde, on sera forcé de dessoler pour mettre à découvert le fond de la plaie; puis, on appliquera un fer léger fixé par quatre clous, après avoir toutefois recouvert la plaie d'étoupes légèrement mouillées d'eau-de-vie étendue d'eau, fixées par des éclisses.

S'il y a formation de pus, ce qui arrive lorsque le corps étranger est resté plusieurs jours dans le pied, ou qu'ayant été retiré, on n'a pas aussitôt traité convenablement, on doit enlever toute la corne soulevée et panser comme ci-dessus; d'ailleurs, dans l'un et l'autre de ces cas, il vaut beaucoup mieux avoir recours à un vétérinaire.

Capelet, tumeur qui se manifeste à la pointe du jarret, à la suite d'un coup ou d'un frottement violent et prolongé, il suffit communément de frictionner la partie avec de l'eau-de-vie camphrée pour dissiper ce mal quand il est récent, mais s'il augmente au lieu de diminuer, il faut y appliquer le feu.

Castration. Opération qui consiste à enlever aux mâles les testicules, et aux femelles les ovaires, dans l'intention de les rendre impropres à la reproduction, plus dociles, plus soumis; et enfin, pour guérir certaines maladies dont sont atteints ces organes.

On attend ordinairement pour châtrer le cheval qu'il ait acquis tout le développement dont il est susceptible, et c'est entre trois et cinq ans qu'on l'opère le plus souvent : plus jeune on nuit beaucoup à sa beauté et à sa force, son encolure et sa croupe sont surtout les parties qui en souffrent : plus vieux, il est bien plus exposé aux accidens qui sont les suites de cette opération. La castration peut s'opérer par les *casseaux*, par *arrachement*, *ligature*, *raclement*, *section simple du cordon*, le *feu*, ou enfin par *bistournage* ; la première de ces méthodes étant celle qui est le plus généralement employée en France, et qui réussit le mieux, est celle que nous décrirons ici.

Le sujet ayant été préparé par quelques jours de diète, et par la saignée s'il est irritable, on l'abat du côté gauche sur un bon lit de paille ; on fixe l'extrémité postérieure droite à l'encolure, de manière à bien mettre à découvert les bourses ; puis on saisit de la main gauche le testicule qui est placé inférieurement, dont on incise les enveloppes d'un seul coup de bistouri courbe sur tranchant, de manière à ce qu'il puisse sortir facilement ; et on place le casseau (1) au-dessus de l'épididyme, ayant

-----

(1) On nomme ainsi un morceau de bois ou de sureau fendu en deux parties égales, ayant à un pouce de chaque extrémité une entaille circulaire destinée à maintenir la ficelle qui doit réunir les deux pièces : quelquefois les faces de chaque pièce qui doivent être en contact, sont pourvues d'une rainure dans laquelle on met du sublimé ; l'extrémité de ces faces doit présenter un biseau pour en faciliter l'écartement.

bien soin de ne point prendre avec le cordon spermatique quelque portion du scrotum. Cela fait, on le serre fortement; puis on coupe l'organe, dont on laisse une partie pour empêcher le casseau de tomber, ou l'on fond un peu de résine sur le bout du cordon coupé. Souvent on éprouve beaucoup de difficulté à saisir le second testicule, qui est rétracté; dans cette circonstance, un aide frappe sur le bout du nez de l'animal avec des verges, ou le pique d'une épingle.

Il est quelques personnes qui ne font pas l'incision de la membrane péritoniale pour prévenir la hernie; je crois, et la pratique prouve, qu'il vaut mieux aller jusqu'au cortex. Les casseaux seront retirés vingt-quatre ou trente-six heures après l'opération; pendant tout le cours de la guérison, il sera nécessaire de promener l'animal au moins deux heures par jour, à l'époque la plus chaude, si c'est en hiver, et la plus fraîche, si c'est pendant les grandes chaleurs.

Les accidens qui peuvent être les suites de la castration sont :

1°. L'hémorragie, qui peut être occasionnée par la fracture des casseaux lorsqu'ils sont trop secs; leur trop de flexibilité qui ne permet point de faire une compression assez forte; leur arrachement par l'animal, que l'on devra attacher très court pour prévenir cet inconvénient; enfin, parce qu'on les enlève trop tôt : on y remédiera en faisant s'il est possible la ligature de l'artère, autrement on brûle du crin sur la partie, ce qui ne réussit pas toujours.

2°. La hernie : il faut faire rentrer la partie d'intestin sortie, mettre le malade sur le dos vingt-quatre heures au moins; puis, lorsqu'il est relevé, le placer de manière à ce qu'il ait le devant beaucoup plus bas que le derrière.

3°. Les coliques se traitent comme la péritonite.

4°. La péritonite ou inflammation du péritoine se reconnaît aux mouvemens désordonnés de l'animal, et nécessite l'emploi de saignées copieuses, de vésicatoires aux fesses, ainsi que sur la plaie lorsque la suppuration a été subitement supprimée; la diète sera observée rigoureusement.

5°. L'engorgement du scrotum et du fourreau est inévitable, mais il peut devenir gangreneux; dans ce cas, les scarifications, les fomentations aromatiques et quelquefois le feu, seront mis en usage; quand l'engorgement est cantonné au fourreau, il est peu grave.

6°. Les champignons sont des tumeurs qui viennent au cordon spermatique : ils s'établissent du sixième ou douzième jour, rarement plus tard; et se reconnaissent à la roideur du membre correspondant, que l'animal traîne lorsqu'il marche : ils doivent être amputés après avoir placé une ligature au-dessus.

7°. Le tétanos, voyez cette maladie ou mal de cerf.

La castration dans les femelles doit être pratiquée quelques jours seulement après la naissance, plus tard elle ne réussit pas.

Cerises. Excroissances charnues rouges qui viennent dans les plaies; elles doivent être enlevées avec l'instrument tranchant, ou cautérisées avec la potasse, le vitriol bleu, etc.

Chancres. Taches pustuleuses, blanchâtres ou brunes et livides, qui se manifestent sur la langue et dans **divers** endroits de la bouche, par suite de la malpropreté du mors ou par quelque autre cause interne ou externe, et qui finissent par s'ulcérer si l'on n'y porte remède.

On peut gargariser la bouche avec l'eau saturée de sel ammoniac ou de sel gris, une forte dissolution de sel dans du vinaigre; ou toucher plusieurs fois par jour les parties affectées avec un tampon imbibé de la composition n° 6. (1)

Charbon. Maladie contagieuse qui se manifeste sur diverses parties du corps sous la forme d'une tumeur très douloureuse; mais quelquefois sous la langue, en forme de vésicules blanchâtres d'où découle une humeur corrosive. Le charbon interne ou fièvre charbonneuse s'annonce par des symptômes effrayans et des suites terribles : le cheval est

---

(1) Mieux encore avec l'oxymel ou l'eau d'orge acidulée et miellée.

frappé d'étourdissement, s'agite, lève et baisse la tête avec inquiétude, hennit fréquemment, donne tous les signes d'un profond malaise; il a les yeux ardens, enflammés; chancelle, tombe, et meurt souvent en quelques heures; symptômes dont la plupart sont communs au charbon externe.

Cette maladie, d'autant plus terrible qu'elle se déclare au moment où l'on s'y attend le moins et ne donne quelquefois pas le temps d'apporter les remèdes nécessaires, cette maladie, dis-je, paraît devoir être attribuée principalement à l'épaississement et à l'inflammation du sang, causés par la mauvaise qualité des fourrages et de l'eau, l'insalubrité des étables, un travail forcé surtout dans les grandes chaleurs, etc.

Lorsque l'on est appelé à temps, il faut cautériser promptement les tumeurs, s'il y en a, et les faire suppurer; administrer force lavemens ainsi que l'eau blanche en abondance, et faire prendre, matin et soir, une ou deux pillules, n° 11; du reste, cette maladie est l'une de celles qui réclament le plus impérieusement la présence du vétérinaire.

Aussitôt que la maladie du charbon se déclare dans une contrée, il faut redoubler de soins à l'égard de la propreté et du choix de la nourriture; faire prendre de l'exercice aux chevaux; les espacer convenablement dans l'écurie; isoler entièrement les malades; détruire tout ce qui aura servi à ceux qui en meurent; désinfecter leur écurie, etc. Il sera même bon d'employer, comme préservatifs à l'égard de ceux qui ne seront pas encore atteints, une partie des moyens indiqués ci-dessus, s'il y a danger éminent : la saignée est aussi souvent fort utile.

Le mal en question se communiquant rapidement des animaux aux hommes chargés de les soigner, ceux-ci doivent se laver soigneusement les mains avec du vinaigre aussitôt qu'ils les ont touchés, et prendre bien garde de s'inoculer l'humeur qui sort des ulcères.

Coliques. (Voyez *Tranchées*.)

Constipation. Lorsqu'elle ne tient pas à une maladie essentielle, il suffit ordinairement de retrancher le foin et une partie de l'avoine, et de recourir à l'eau blanche chaude, aidée de quelques lavemens et d'un peu d'exercice.

Contagion. Ce mot s'applique généralement à toute maladie susceptible de se communiquer rapidement d'un individu à un autre; mais plus particulièrement à une sorte de mal de tête qui porte ce caractère. Le cheval est tourmenté d'une fièvre violente pendant laquelle la tête enfle considérablement; les yeux sont enflammés, larmoyans et gonflés; une matière jaune coule des narines. L'ulcération des glandes de la ganache peut être considérée comme un bon signe. Cette maladie n'est du reste que le charbon à la tête et demande à peu près les mêmes soins.

Toutes les fois qu'une maladie contagieuse quel-

conque se manifeste, il faut en prévenir sur-le-
champ l'autorité locale, afin qu'elle prenne les mesures convenables. Et pour circonscrire le mal
autant que possible, on doit isoler entièrement les
chevaux qui en sont atteints; brûler ou enfouir leur
fumier; blanchir à l'eau de chaux l'écurie qui leur
aura servi, qu'ils y soient morts ou non; enfin,
détruire tous les objets qui les auront touchés, ou
tout au moins laver à l'eau seconde des peintres
ceux qui en seront susceptibles, et ne pas s'en
servir sans les avoir laissés pendant plusieurs jours
à l'air.

Contusion ou meurtrissure : résultat du choc d'un
corps dur. Elle diffère de la plaie en ce que la peau
est entamée dans celle-ci, ce qui n'a pas lieu dans la
simple meurtrissure. Lorsque la contusion est simple et légère, il suffit communément de frotter la
partie malade avec l'une des solutions salines, n° 5,
ou l'eau-de-vie camphrée; mais si elle est compliquée, soit en raison de la grande quantité de sang
extravasé sous la peau ou de ce qu'elle intéresse
quelque partie essentielle, il faut pratiquer de suite
une ou deux saignées, suivant la gravité du mal;
mettre le cheval au régime et à l'eau blanche, et le
laisser reposer jusqu'à ce qu'il soit à peu près guéri,
sans négliger les frictions ci-dessus, et recouvrir la
partie du cataplasme résolutif n° 39, s'il y a lieu.
C'est ici le cas de rappeler que les coups sur la *tête*,
au poitrail, dans le ventre ou sur les reins, peu-

vent causer les accidens les plus graves et la mort même.

Convalescence. Époque qui suit immédiatement la cessation des symptômes d'une maladie grave. A mesure que le cheval avance dans la convalescence, il faut lui rendre peu à peu la nourriture, en commençant d'abord par quelques poignées de foin de la meilleure qualité, auquel on joindra progressivement quelques jointées d'orge et d'avoine mélangées et écrasées. On le sortira tous les jours de l'écurie pour le promener, sans le fatiguer ni l'échauffer ; on lui continuera l'eau blanche pour boisson habituelle, et on le pansera avec soin : les chevaux en convalescence sont très sensibles aux intempéries de l'atmosphère. Lorsque l'appétit et les forces ont de la peine à revenir à la suite d'une maladie grave, on peut administrer, matin et soir, du sel de cuisine dans du vin, ou mieux encore deux onces de gentiane chaque matin.

Cors. Sortes de callosités qui se forment souvent sous le bât et dans les autres parties sujettes à un frottement continu. Lorsqu'il n'y a qu'enflure pure et simple, il faut se conduire comme il est dit précédemment pour les blessures sous la selle, ou frotter la partie avec l'eau-de-vie camphrée, ou bien encore appliquer des compresses imbibées de vinaigre. Mais lorsque les callosités sont formées, il faut les enlever avec l'instrument tranchant, et panser tous les jours avec des étoupes coupées. Du reste, il est inutile de rappeler ici les moyens de prévenir les cors et blessures en question.

Coups. (Voyez *Contusions*.)

Courbature. Inflammation du poumon accompagnée de toux, de fièvre ardente, et de l'écoulement par les naseaux de mucosités jaunâtres et quelquefois sanguinolentes. Cette maladie, qui est toujours la suite d'une fatigue excessive, a d'ailleurs beaucoup d'analogie avec la pleurésie, et demande le même traitement.

Courbe. Tumeur oblongue qui survient fréquemment à la partie inférieure et interne de la jambe, au-dessus de l'articulation du jarret, par suite d'un effort quelconque de cette partie. Lorsque la courbe est récente, il faut d'abord combattre l'inflammation par les cataplasmes émolliens, et frotter ensuite la partie avec l'eau-de-vie camphrée et le savon. Lorsque ce mal est négligé, la tumeur devient squirrheuse; il faut avoir recours aux moyens les plus énergiques, tels que les vésicatoires et le feu, pour la résoudre, et le cheval en conserve toujours la marque.

Crapaud ou *fic.* Excroissance mollasse et insensible, divisée inférieurement en plusieurs filamens, qui survient fréquemment dans les pieds des chevaux qui sont tenus habituellement dans l'ordure et l'humidité, qui ne font pas assez d'exercice, ou qui ont été élevés dans les pays humides, surtout quand ils ont le pied large et plat.

M. Lafosse distingue deux sortes de crapaud : le benin, qui n'attaque que la fourchette, et le grave, qui intéresse en même temps la sole charnue et les chairs environnantes; celui-ci gagnant insensiblement toutes les chairs du pied, force la muraille à s'écarter et finit par déssouder le sabot.

On ne peut être assuré de la guérison radicale du fic benin, qu'en dessolant afin de pouvoir l'extirper jusqu'à la racine. On panse la plaie avec de l'eau-de-vie étendue d'eau, et au bout de cinq jours on enlève l'appareil pour y substituer des plumasseaux enduits d'ægyptiac; à l'égard de la sole, on continue à la panser avec de la térébenthine.

La seconde espèce de fic étant beaucoup plus dangereuse, le même auteur conseille de pratiquer, deux ou trois jours avant l'opération, deux sétons aux fesses, un troisième au poitrail, et de suivre toutes les ramifications du fic pour les enlever avec soin quelque profondes qu'elles soient; du reste, le pansement est le même, et si la fièvre survient pendant le traitement, il faut mettre l'animal à l'eau blanche et au régime. L'opération du fic ne peut être confiée qu'à des mains habiles.

Le crapaud est souvent la suite des eaux mal guéries : il les accompagne quelquefois, et est alors incurable, de même que quand il très ancien, comme inhérent à la constitution, et qu'il forme comme un émonctoire utile à la santé.

Crapaudine. Ulcère de mauvais caractère qui survient sur le devant de la couronne, par suite, soit d'une atteinte, soit des eaux aux jambes. Ce dernier est le plus dangereux. (Voyez *Ulcère*.)

Crevasses. Gerçures ou fentes qui se forment quelquefois aux paturons, chez les chevaux qui ont marché long-temps dans la boue sans que l'on ait eu soin de leur tenir les jambes propres. On devra, dans ce cas, comme il y a ordinairement de vives douleurs qui font boiter l'animal, nettoyer les paturons atteints avec des décoctions de mauves ou de graine de lin, plusieurs fois par jour; couper les poils et graisser le soir la partie, avec de l'onguent populéum, qui devra être soigneusement enlevé le lendemain matin à l'aide des lotions émollientes.

Les crevasses qui sont la suite des eaux aux jambes ou de la crapaudine sont d'un mauvais caractère, et demandent le même traitement que ces maladies. L'onguent n° 14 est très utile pour toutes sortes de crevasses, vieux ulcères, grappes, arêtes et autres maladies analogues, lorsqu'il n'y a pas une vive inflammation.

Cours de ventre, diarrhée, dévoiement. Tant que le cours de ventre n'ôte ni les forces ni l'appétit, ce n'est qu'une indisposition légère qui cesse ordinairement d'elle-même. Si le mal devient sérieux, on mettra le cheval à la diète, à l'eau blanche, et on lui fera prendre matin et soir des infusions aromatiques, s'il y a faiblesse du tube digestif; mais comme le plus souvent cette maladie est due à une irritation, il sera convenable d'employer les adoucissans et les lavemens de même nature.

Dartres. Cette maladie et toutes celles qui affectent la forme d'éruption à la peau, peuvent provenir d'un vice interne, ou être produites par toutes les causes susceptibles de gêner la transpiration, telles que la malpropreté, en bouchant les pores de la peau, le refroidissement subit, etc.

Les dartres proprement dites se distinguent en bénignes ou simples, et en vives ou malignes. Le cheval qui en est attaqué, a le poil hérissé, sale, terne, déteint, couvert d'une crasse farineuse qui semble se renouveler à mesure que l'étrille la fait tomber. A ces signes généraux se joignent par fois : des pustules de diverses natures ; des boutons purulens ; des croûtes quelquefois sèches, quelquefois humectées d'une humeur âcre, corrosive et puante ; l'ulcération de la peau accompagnée de cuissons si vives, que le cheval s'écorche lui-même en se frottant contre les objets qui l'entourent. Ces derniers symptômes caractérisent plus spécialement les dartres vives.

Il suffit ordinairement de tenir la peau très propre et de rafraîchir le cheval, pour dissiper les dartres simples et autres éruptions légères. A l'égard des autres, il faut, après avoir préparé le cheval par la saignée, les moyens généraux et une ou deux purgations, assouplir la peau par des lotions d'eau de graine de lin ou de mauves pendant deux ou trois jours ; puis après, frotter deux fois par jour les parties malades avec l'onguent mercuriel citrin, ou la préparation n° 15 ; faire boire au cheval, immédiatement après, de l'eau de son chaude, et le bien couvrir. On terminera le traitement par une ou deux purgations. Les dartres vives deviennent incurables si elles sont négligées.

Digestions défectueuses. Lorsque le mauvais état des digestions, ou la perte de l'appétit ne sont pas l'effet d'une maladie essentielle, elles peuvent être causées par la qualité ou la quantité de la nourriture : il suffira alors d'un meilleur choix d'alimens, d'un peu de diète et d'exercice, pour rétablir l'appétit et le bon état des digestions. Les moyens indiqués au mot *convalescence*, sont aussi très bons.

Dyssenterie. (Voyez *gras-fondure.*)

Eaux aux jambes. Maladie érysipélateuse qui attaque fréquemment les jambes de derrière des chevaux qui ont imparfaitement jeté leur gourme ; de ceux qui, provenant de pâturages gras et humides, ont les jarrets gros et chargés de poils, ou de ceux qui marchent beaucoup dans la boue et sont mal soignés.

Ce mal, qui se jette d'abord sur le paturon, et gagne petit à petit les parties supérieures de la jambe, s'annonce par un gonflement douloureux qu'accompagne le suintement d'une humeur corrosive et puante. L'enflure, la douleur et l'écoulement augmentent plus ou moins rapidement : la peau se soulève, se gerce; il survient quelquefois des arêtes, grappes, poireaux, etc., et le sabot finit par se détacher si on laisse vieillir la maladie.

Deux indications principales se présentent dans le traitement des eaux des jambes : dissiper l'inflammation lorsqu'elle existe, modérer l'écoulement en redonnant du ton aux parties, et dépurer la masse des humeurs par un traitement interne.

Après avoir préparé le cheval, selon la gravité du mal, par l'eau blanche et quelques lavemens, on le saignera et on lui donnera le lendemain une purgation mercurielle, telle que celle n° 16, que l'on répétera de temps à autre pendant le traitement. En même temps, on aura soin de tenir les jambes très propres, de couper même le poil si la gravité du mal l'exige; on les bassinera plusieurs fois le jour avec l'eau de Goulard, n° 13; l'eau de sel, n° 5; ou l'une des préparations n°s 1 et 2; et l'on substituera à ces lotions, quand le mal tirera à sa fin, le vin chaud, ou l'eau-de-vie camphrée saturée de savon. On peut aussi se servir avec succès de la composition n° 17 en frictions.

Il est aussi très convenable d'appliquer des sétons aux fesses, si les extrémités postérieures sont malades; et au poitrail, si ce sont les antérieures. On met en usage avec succès, sur la partie malade, des vésicatoires et le feu; à l'intérieur, des poudres amères sulfureuses, telles que celles de gentiane, de foie d'antimoine, etc., sont souvent utiles.

Écart ou *effort d'épaule*. Effort violent dans le bras, par suite duquel les ligamens et les muscles qui lient l'épaule à la poitrine se trouvent distendus et relâchés. Beaucoup de personnes, voyant le cheval boiter en pareil cas, s'imaginent qu'il a mal dans le pied et le traitent en conséquence. Mais si, après avoir bien examiné cette partie et s'être convaincu qu'elle n'est pas offensée, on remonte successivement jusqu'à l'épaule, et que l'on trouve celle-ci douloureuse au toucher, on a la certitude qu'il s'est donné un écart. Il faut alors le saigner à l'ars, et le traiter comme tout autre effort ou entorse (Voy. *Entorse*). Les remèdes prescrits par M. *de la Guerinière* pour cette maladie, sont aussi ridicules qu'inutiles.

Efforts. (Voyez *Entorse.*)

Encastelure. (Voyez, à l'article du *Ferrage des divers pieds*, les soins à donner aux pieds encastelés.)

Enchevêtrure. Plaie que le cheval se fait quelquefois au paturon quand il s'enchevêtre dans sa longe. (Voyez *Plaie.*)

Engorgement des jambes. Les chevaux nourris dans des lieux humides, ou qui restent trop à l'écurie, sont sujets à cet accident qui n'est souvent que le précurseur des eaux, éparvins, queues de rat et autres maladies de ce genre. On prévient l'engorgement des jambes en les tenant très propres, les frottant fréquemment à la main ou à la brosse, et faisant prendre au cheval quelque exercice. Toutes les lotions astringentes et résolutives prescrites dans quelques uns des articles précédens, employées en frictions, sont très bonnes pour dissiper l'engorgement de cette nature.

Entorse, mémarchure. Effort violent par suite duquel les ligamens et les muscles d'une articulation quelconque se trouvent froissés et meurtris. Ce mot s'applique particulièrement à la distension des ligamens et tendons du boulet. Les causes les plus ordinaires de cet accident sont un faux pas, une chute; les efforts que le cheval fait pour débarrasser son pied engagé dans un bourbier, entre deux pavés, etc. Le mal s'annonce par un gonflement douloureux qui fait boiter le cheval, et qui augmente rapidement si l'on n'y porte un prompt remède.

Si l'on s'aperçoit de l'effort à l'instant où le cheval vient de se le donner, et avant que l'inflammation ne s'ensuive, il faut tâcher de le faire entrer dans l'eau jusqu'au-dessus de l'endroit offensé, s'il n'est pas en sueur, et l'y laisser une heure ou plus si on le peut. On le saignera ensuite, soit à l'ars, soit au plat de la cuisse, selon le côté où sera le mal, et on frottera la partie souffrante avec l'eau de Goulard, n°. 13.

Si le mal est déjà ancien, et l'enflure déclarée, il faut débuter de suite par la saignée, la diète, les lavemens; fomenter souvent la partie avec une décoction chaude d'herbes émollientes, et ne passer aux frictions ci-dessus qu'après avoir dissipé l'inflammation. Les bains froids seront très utiles pour compléter le traitement, qui sera encore terminé par l'usage du feu en raies.

Dans tous les cas, le repos est nécessaire jusqu'à parfaite guérison. Il est rare qu'un cheval qui s'est donné un effort considérable, se rétablisse parfaitement, et il est prudent de s'en défaire.

Éparvin. Sorte de tumeur calleuse analogue à la courbe, qui se forme à la partie inférieure et interne du jarret (Voyez *Courbe, Cors, Callosités*). L'éparvin dégénère quelquefois en exostose en vieillissant ; dans cet état, il fait souvent boiter le cheval.

On nomme *éparvin mou*, une tumeur molle élastique, qui se forme en dedans du jarret, à la suite d'un effort de cette partie ; on le traite en général comme les efforts et entorses, surtout lorsqu'il est récent.

Enfin, on nomme improprement *éparvin sec* une disposition qui fait que le cheval *harpe*, c'est-à-dire fléchit le jarret en marchant, beaucoup plus que dans l'état naturel.

Éperon, tumeur assez semblable au capelet, qui se forme sur les muscles et tendons du jarret. (Voyez *Capelet.*)

Érysipèle. Inflammation de la peau, provenant d'un vice interne des humeurs, ou de toutes les causes qui peuvent intercepter la transpiration. (Voyez *Dartres* et *Maladies éruptives, Inflammation.*)

Esquinancie. Plus convenablement, *angine*, inflammation violente de la membrane muqueuse de la gorge, qui suffoque promptement le cheval si l'on ne s'attache à combattre de suite les symptômes inflammatoires. Les cataplasmes de graine de lin, et l'eau d'orge miellée et acidulée injectée dans la gorge, font beaucoup de bien après les moyens généraux prescrits à l'article *inflammation*; il en est une espèce dite gangreneuse qui est très meurtrière.

Etonnement du sabot. Ébranlement produit dans le sabot par un choc quelconque; on reconnaît cet accident à la difficulté que le cheval éprouve à s'appuyer sur le pied en question; à sa chaleur; et lorsqu'en frappant légèrement tout autour de la muraille, on trouve un endroit plus sensible que les autres. Il faut saigner en pince, faire prendre, dans le début du mal, des bains d'eau froide tenant en dissolution du sulfate de fer (vitriol vert) ou de l'extrait de saturne; puis, lorsque l'inflammation est développée, avoir recours aux cataplasmes émolliens.

Étranguillons. (Voyez *Esquinancie.*)

Faiblesse. Beaucoup de chevaux restent faibles et valétudinaires, soit pour avoir été mal soignés dans une longue maladie, soit pour avoir été excédés de travail. Une nourriture peu abondante, mais substantielle; un exercice modéré et un pansage régulier, sont les meilleurs fortifians à employer : on peut y joindre de temps à autre une chopine de vin, soit pur, soit mélangé avec du sel ou un peu de thériaque. Les mêmes moyens seront très efficaces pour les jeunes chevaux dont les jambes n'auront pas acquis la force nécessaire ; quant à ceux-ci, il faudra en outre les frotter et laver souvent à l'eau froide.

Farcin. Maladie du système lymphatique produite par l'épaississement ou l'âcreté de la lymphe, et qui se montre sous diverses formes : tantôt ce sont de petites tumeurs dures et arrondies qui couvrent le cou, les épaules, les côtes et les fesses ; tantôt des boutons assez réguliers rangés en chapelet sur le devant du poitrail, sur le bras, et quelquefois jusqu'au bas de la jambe ; tantôt enfin, une sorte de dartres vives répandues en larges plaques sur diverses parties du corps, mais principalement sur le garrot, l'épine du dos, la croupe, le dedans de la jambe et le jarret : quelquefois aussi la maladie a son siége dans les glandes des articulations, et devient très difficile à guérir.

Le farcin n'est pas très dangereux quand les boutons ne sont que semés superficiellement çà et là sur le corps, on le nomme alors farcin volant : mais il le devient beaucoup plus, quand l'intérieur des cuisses est ulcéré, et couvert de boutons purulens qui s'étendent jusqu'aux glandes de l'aine et au corps caverneux de la verge, surtout si l'écoulement par les naseaux, d'une humeur verdâtre, se joint aux autres symptômes : dans ce cas, et toutes les fois qu'il est négligé, il peut dégénérer en une morve, ou une maladie des poumons, rebelle à tous les remèdes.

Parmi les causes connues du farcin, on a remarqué que celles qui engendrent le plus souvent cette maladie, sont : le passage subit d'une vie très laborieuse à une inaction absolue ; une nourriture surabondante sans exercice, ou à la suite d'une longue maladie ; les fourrages et grains nouveaux ou de mauvaise qualité ; le séjour d'une écurie malpropre et humide ; le pansage négligé ou mal exécuté, etc.

Le traitement du farcin exige les soins les mieux entendus ; mais en attendant que l'on puisse se procurer ceux d'un homme instruit, on ne risque rien de préparer le cheval par la saignée, l'eau blanche, la diète, et une purgation telle que celle n° 16. On lui donnera le surlendemain et jours suivans une prise, matin et soir, de la poudre n° 20, ou de celle n° 21, délayée dans de l'eau blanche chaude, ou mélangée avec du son ; on suspendra la poudre de temps à autre pour réitérer la purgation, selon la gravité du mal et la force du cheval. On frictionnera les boutons une ou deux fois par jour avec l'onguent mercuriel gris, en ayant soin de les ouvrir à mesure qu'ils viendront à suppuration, et on les traitera ensuite avec l'une des préparations n° 15 ou 17, jusqu'à ce qu'ils soient entièrement desséchés ; ou mieux encore, on cautérisera les boutons avec le fer rouge blanc, puis on pansera avec des étoupes coupées ; à l'intérieur on donnera les préparations sulfureuses antimoniales, etc. ; on ne devra pas non plus négliger la promenade. Quelques charlatans, après avoir saigné, mettent dans les oreilles deux onces de mercure éteint dans du cresson, qu'ils y laissent vingt-quatre à quarante-huit heures.

Si le traitement mercuriel paraissait fatiguer le cheval, on lui donnerait quelques jours de repos, pendant lesquels on lui donnerait force eau blanche et lavemens. La nourriture des chevaux farcineux doit consister principalement en paille, son mouillé ou sec, peu de foin et d'avoine; l'orge écrasée est même préférable à ce dernier grain. Du reste, le farcin étant contagieux, on doit prendre, à l'égard des chevaux qui en sont atteints, les mesures de précaution que la prudence rend nécessaires (V. *Contagion.* V. aussi *Dartres*, le traitement de cette maladie pouvant, dans une foule de circonstances, être appliqué au farcin.)

Fatigue. Les chevaux exténués de fatigue sont exposés à devenir morveux, ou à contracter une foule d'autres maladies graves, si on ne leur donne de suite les soins que leur état réclame. Voyez à cet égard la manière de soigner les chevaux en voyage et au retour de course.

Ferrage. Le ferrage défectueux peut donner lieu à une foule d'accidens qu'il est inutile de décrire ici : en conséquence, toutes les fois que l'on voit un cheval boiter sérieusement peu de temps après avoir été ferré, il faut avant tout le faire déferrer, et se conduire ensuite selon les circonstances. Souvent même le mal cessera aussitôt que la cause aura été enlevée.

Fic. (Voyez *Crapaud.*)

Fièvre. Mouvement désordonné du sang, qui s'annonce par des pulsations fortes et précipitées du cœur et des gros vaisseaux. La fièvre, en général, est moins une maladie proprement dite, qu'un symptôme qui l'accompagne presque toujours; elle est le résultat des efforts que la nature fait en pareil cas pour se débarrasser des causes qui gênent et entravent sa marche.

On reconnaît qu'un cheval a la fièvre, lorsqu'en appliquant la main sur l'endroit du cœur ou de quelque gros vaisseau, on le sent battre bien distinctement, avec plus de force et de vitesse que dans l'état naturel. Ce premier signe est accompagné d'une chaleur plus ou moins forte; le cheval est triste, inquiet, abattu, son haleine est brûlante, ses yeux sont enflammés; il perd le sommeil et l'appétit.

La fièvre doit se traiter par les moyens généraux propres à calmer, le plus promptement possible, l'effervescence du sang (V. *Inflammation*); et les personnes qui croient devoir administrer force toniques et force purgations avant que les symptômes inflammatoires aient totalement cessé, font exactement tout le contraire de ce que la nature réclame.

Fluxion. On se sert généralement de ce mot pour désigner l'irruption subite des humeurs sur une partie du corps, soit interne soit externe, où elles occasionnent, par leur stagnation, des accidens plus ou moins graves. Les fluxions extérieures s'annoncent par un gonflement accompagné de tous les signes de l'inflammation locale. Celles qui se jettent sur quelques uns des organes internes ne sont pas aussi aisées à reconnaître.

Les chevaux sont sujets à des fluxions sur les yeux, qui tantôt sont accidentelles et passagères, et tantôt reviennent à des époques à peu près périodiques (Voyez *Maux d'yeux*, *Lunatique*. Voyez aussi, pour le traitement général des fluxions, *Inflammation*.)

Forme. Tumeur inflammatoire qui se manifeste quelquefois sur la couronne, soit en dehors, soit en dedans, à la suite d'un coup, ou par l'effet plus lent d'un amas d'humeurs dans cette partie. Lorsque cette maladie est récente, elle cède d'ordinaire à l'emploi des cataplasmes émolliens, que l'on remplace, quand l'inflammation est dissipée, par l'une des lotions résolutives et astringentes déjà prescrites plusieurs fois; mais lorsqu'on la laisse vieillir, elle dégénère en callosités difficiles à guérir, et qui demandent souvent l'application du feu.

Fortraiture. Contraction spasmodique des muscles et viscères du bas-ventre, qui fait perdre au cheval, sans autre maladie apparente, l'appétit et le goût des alimens.

Le cheval fortrait a les flancs creux et tendus, les intestins resserrés; son poil est hérissé, sa fiente noire et desséchée. Il faut lui administrer de suite des lavemens, que l'on répétera autant de fois qu'il sera nécessaire ; lui faire boire force eau blanche chaude, afin de lui ouvrir le flanc ; le nourrir de son mouillé ou d'orge écrasée, de féveroles, avec un peu de très bon foin ou autre fourrage succulent ; enfin, chercher à réveiller son appétit par tous les moyens possibles (Voyez *Digestions défectueuses*), et lui faire prendre de l'exercice sans l'échauffer. La fortraiture est quelquefois l'effet d'une fatigue excessive, et il convient alors de joindre la saignée aux autres moyens, surtout si l'échauffement est considérable.

Fourbure. Inflammation du tissu réticulaire du pied, qui parcourt ses périodes tantôt avec rapidité, tantôt avec lenteur : de là, distinction en aiguë et chronique. La première, ou aiguë, est toujours accompagnée de fièvre, de dégoût, et détermine quelquefois la chute du sabot ; elle donne lieu parfois à la formation d'une substance fibreuse lardacée qui s'établit sous la muraille, et souvent aussi à un fluide séreux qui se forme dans les feuillets. La fourbure chronique donne lieu à la fourmillière, au croissant, aux cercles, etc.

L'animal atteint de cette maladie a les jambes roides, marche difficilement, reste volontiers en place, jette ses pieds lorsqu'il marche, de manière à faire son appui sur les talons ; les extrémités non affectées supportent presque tout le poids du corps. Les sabots des pieds malades sont très chauds, et quelquefois les muscles du bras et de la jambe tremblent.

Les marches forcées sur des terrains durs, le trop long séjour à l'écurie; l'appui continuel sur un pied, l'autre étant malade; les plantes vertes, l'avoine et l'orge mangées en trop grande quantité; la mauvaise ferrure; les transpirations arrêtées; les boissons froides, en sont les causes les plus ordinaires. Les sabots petits, étroits, et dont la corne est mince, y sont aussi plus exposés que ceux qui sont larges et gros.

Oter le fer, ne le rattacher qu'à quatre clous, faire une bonne litière, mettre à l'eau blanche nitrée et à la paille, sont les premiers moyens à mettre en usage.

Les saignées à la jugulaire, plus ou moins réitérées selon la gravité du mal; les bains de rivière; les cataplasmes astringens composés de suie de cheminée délayée dans le vinaigre, ou de terre glaise délayée avec de l'eau chargée de vitriol vert; les scarifications à la couronne; les frictions dérivatives d'essence de lavande, aux genoux et aux jarrets; et quelquefois les purgatifs, doivent compléter le traitement de la fourbure récente. Lorsqu'elle est ancienne, les cataplasmes de graine de lin, la rainure de la paroi ou muraille ou son amincissement à l'aide d'une râpe, le quinquina et le vin, s'il y a faiblesse, doivent être mis en usage; mais ne réussissent qu'autant qu'il n'y a pas de trop grands ravages.

Fourchette pourrie. La corne de la fourchette est

sujette à se pourrir chez les chevaux qui ont le pied très creux, et surtout mal entretenu. Lorsque ce mal arrive, il faut emporter avec un outil tranchant toute la corne gâtée ; laver la partie avec la composition n° 6, ou l'eau seconde ; enfin, la panser avec des plumasseaux d'ægyptiac et un remplissage (Voyez *Blessures au pied*) Lorsque le mal sera moins grave, il suffira de s'en tenir aux lotions, que l'on continuera jusqu'à ce que la nouvelle corne ait acquis une certaine consistance.

Fourmillière. Sorte de décollement par suite duquel il se forme un vide entre la chair du pied et la muraille, soit que le sabot ait été heurté fortement, ou desséché par l'application d'un fer trop chaud. Cette affection est très souvent la suite de la fourbure. L'écartement qui a lieu entre la muraille et la pince de l'os du pied, est rempli par un tissu réticulaire formant des aréoles nombreuses : l'os du pied fait quelquefois saillie inférieurement ; cela constitue le croissant. Une bonne ferrure exécutée de manière à déterminer l'appui au talon, peut en hâter la guérison lorsqu'elle est légère. M. Lafosse conseille de mettre le mal à découvert en fendant la muraille ou la râpant jusqu'au vif, et de panser avec des plumasseaux recouverts de térébenthine ou d'onguent de pied.

Fusée (voyez *Sur os*).

Galle. (Voyez *Dartres* et *Maladies éruptives.*)

Ganglion. Tumeur dure, plus ou moins volumineuse, qui se forme quelquefois dans le tissu des tendons de la jambe à la suite d'un coup ou d'un effort, et qui fait boiter le cheval. Lorsque le ganglion est récent, on peut espérer de le résoudre au moyen du liniment savonneux camphré, après avoir ramolli la tumeur pendant quelques jours à l'aide des cataplasmes émolliens ; mais lorsqu'il est ancien, il ne reste pas d'autre remède que l'emplâtre vésicatoire, ou même le feu.

Gangrène. Cessation de la vie dans une partie du corps qui aura été frappée d'inflammation, ou meurtrie de manière à anéantir complétement le ressort des solides. Lorsque la gangrène se déclare au dehors, la peau devient d'un rouge livide qui noircit à mesure que le mal fait des progrès ; il s'y forme quelquefois des ampoules remplies d'une sérosité roussâtre et corrosive : les plaies se couvrent de chairs baveuses, de taches noires qui finissent bientôt par se réunir en s'élargissant; il en découle un pus liquide, noirâtre et d'une odeur infecte; les chairs putréfiées se détachent par lambeaux ; la sensibilité locale s'éteint à mesure que les autres symptômes se développent, et elle cesse tout-à-fait quand la mortification est arrivée au plus haut période. On reconnaît que les viscères sont gangrenés, à la couleur noirâtre et à l'odeur cadavéreuse des excrémens.

Lorsque la gangrène se déclare, il n'y a pas un instant à perdre pour tâcher d'en arrêter les progrès. Si elle n'est encore qu'incomplète, il faut étuver fréquemment les parties attaquées, avec la décoction n°. 22, ou avec la mixtion n°. 3. Panser les plaies avec des plumasseaux trempés dans la composition n°. 23, ou recouverts d'un mélange d'ægyptiac et d'onguent suppuratif, et recouvrir le tout avec des compresses imbibées de l'un ou de l'autre des liquides susdits. Si la sensibilité est tout-à-fait éteinte, il faut emporter avec le bistouri toutes les chairs gâtées, faire même quelques incisions dans le vif (mais comme très souvent ce moyen nécessiterait de trop grands délabremens, on emploiera le feu en assez grande quantité pour déterminer une inflammation de bonne nature qui sépare les parties vives de celles qui sont mortes); verser dans la plaie un peu de la composition n°. 24, afin de déterminer une escarre; et lorsque celle-ci sera formée, la panser avec l'onguent suppuratif et l'ægyptiac, jusqu'à ce qu'elle soit tout-à-fait détachée et la plaie nette. Si les parties environnantes s'enflamment pendant ce traitement, ce qui est à présumer, on les recouvrira de compresses trempées dans la fomentation n°. 25. Il sera bon d'employer en même temps le traitement interne prescrit pour la fièvre charbonneuse. La gangrène des intestins se traite comme cette dernière maladie. (Voyez *Charbon.*)

Gonflement de diverses parties. (Voyez *Engorgement.*)

Gourme. Maladie inflammatoire de la muqueuse du nez et des glandes de la ganache, qui attaque un peu plus tôt ou un peu plus tard presque tous les jeunes chevaux, mais particulièrement ceux de trois à cinq ans. Cette maladie se distingue de la morve, avec laquelle elle a plusieurs points de ressemblance, en ce que, dans cette dernière maladie, le cheval ne tousse pas, ne perd ni l'appétit ni la gaîté.

On reconnaît généralement trois espèces de gourmes, la vraie ou bénigne : la fausse, et la gourme maligne. La première est moins une maladie proprement dite, qu'une dépuration salutaire. Elle s'annonce quelques jours d'avance, par les signes suivans : les glandes de la ganache s'engorgent, et il se forme quelquefois une tumeur plus ou moins volumineuse dans le creux qui sépare les deux os de cette partie de la tête ; le cheval perd sa vivacité naturelle et son appétit ; il tousse, jette par les naseaux une mucosité blanche ou jaunâtre ; si l'inflammation des glandes se communique aux membranes muqueuses de la bouche et de la gorge, elle détermine en outre tous les symptômes de l'étranguillon, c'est-à-dire la fièvre, la difficulté de respirer, etc.

Dès que l'on s'aperçoit que la ganache se remplit, il faut mettre le cheval à l'eau blanche chaude et à la paille pour toute nourriture ; entretenir la liberté du ventre par des lavemens ; frotter les glandes de la ganache avec de l'onguent populéum, et y appliquer des fomentations ou des cataplasmes émolliens ; tenir le cheval chaudement ; percer l'abcès aussitôt qu'il sera mûr, le panser comme une tumeur ordinaire (Voyez *Tumeur*); enfin mettre le cheval à l'herbe au printemps suivant si la maladie a eu lieu pendant l'hiver. M. Lafosse prescrit de débuter par une ou deux saignées; mais le vétérinaire anglais les signale au contraire comme nuisibles : je partage assez son avis, excepté dans les cas où les symptômes inflammatoires sont portés au plus haut degré.

Lorsque la maladie n'a pas été parfaitement guérie, elle reparaît quelquefois plus tard, sous forme d'abcès ou sous celle d'un écoulement par les naseaux ; c'est ce qu'on appelle fausse gourme. Celle-ci exige le même traitement que la première, mais elle est plus difficile à guérir, et engendre quelquefois une morve incurable. Les poulains au-dessous de l'âge de deux ans sont sujets aussi à une sorte de fausse gourme qui se déclare ordinairement par les naseaux, mais qui reparaît plusieurs fois jusque dans un âge avancé, et a presque toujours des suites fâcheuses. Elle réclame à peu près le même traitement que les autres.

La gourme ordinaire peut dégénérer en gourme maligne, quand on ne s'oppose pas à temps aux symptômes inflammatoires, ou que les secours de l'art ne peuvent maîtriser la maladie. L'inflammation se propage alors, de proche en proche, dans l'arrière-bouche, le gosier, jusque dans les poumons; la toux et la fièvre augmentent d'une manière alarmante, ainsi que la difficulté de respirer; il se forme parfois des dépôts à l'intérieur, et le cheval peut mourir suffoqué, si on ne le secoure promptement.

Il faut, sur-le-champ, le saigner une ou plusieurs fois, selon la gravité des circonstances; puis mettre un ou deux sétons au poitrail, administrer à l'intérieur la poudre de réglisse ou de guimauve avec le miel, et diriger des fumigations émollientes dans les naseaux, s'il n'y a pas trop grande difficulté de respirer; lui retirer toute nourriture solide, si ce n'est un peu de son mouillé; insister sur l'emploi de l'eau blanche chaude, des lavemens, et se conduire du reste comme dans la gourme ordinaire. Mais, afin d'éviter que l'humeur qui coule par les naseaux ne les corrode et ne finisse par y engendrer la morve, il faut les injecter plusieurs fois le jour avec de l'eau de guimauve tiède aiguisée d'un peu d'eau-de-vie camphrée, ou de la décoction d'orge dans laquelle on aura mis un peu de miel rosat avec une ou deux onces de vin aigre par pinte. Il est bon de séparer les chevaux qui jettent leur gourme de ceux qui ne l'ont pas eue.

Graisse des jointures. (Voyez *Plaie des articulations.*)

Gras-fondure. Maladie inflammatoire de la membrane veloutée des intestins, dans laquelle l'humeur muqueuse destinée à les lubréfier s'échappe avec les excrémens.

Cette maladie, plus fréquente en été qu'en hiver, surtout chez les chevaux de fatigue, provient le plus ordinairement ou de l'abus des purgatifs, ou des mêmes causes que la courbature et la fourbure. Le cheval fiente avec peine, et ses excrémens sont mélangés ou recouverts de glaires quelquefois sanguinolentes, assez semblables à de la graisse fondue, ce qui a fait donner à cette maladie le nom qu'elle porte, dans la persuasion où l'on était autrefois que ces matières étaient réellement de la graisse ; l'animal est dévoré d'une fièvre ardente, regarde son flanc qui bat avec violence, perd la vivacité, l'appétit, l'embonpoint, tombe dans le marasme, et meurt ou devient farcineux ou morveux, si on le néglige.

Il faut le saigner de suite, une ou deux fois selon la gravité des circonstances ; supprimer toute nourriture solide ; insister sur les lavemens et l'eau blanche ; enfin lui donner, soir et matin, un peu de thériaque dans du vin quand les symptômes inflammatoires seront dissipés, et le nourrir pendant quelques jours à la paille hâchée, mélangée avec l'orge écrasée, avant de lui rendre l'avoine et le foin. Les purgatifs et les cordiaux, que beaucoup de maréchaux s'empressent d'administrer dans la gras-fondure, sont expressément contre-indiqués par la nature même du mal.

Haleine. (Voyez, pour les chevaux gros d'haleine, ce qui a été dit des diverses nourritures.)

Hémorragie. Perte abondante de sang par suite de l'ouverture d'une artère, soit au-dehors, soit au-dedans. La poudre du lycoperdon ou *vesse-de-loup,* l'alun brûlé, le vitriol blanc, vert, ou bleu ; et en général toutes les substances styptiques et fortement irritantes, appliquées sur l'ouverture de l'artère, arrêtent le sang promptement. Les hémorragies internes exigent la saignée, les boissons acidulées rafraîchissantes et le repos.

Hydropisie. Épanchement de sérosités dans la substance du tissu cellulaire, ou dans l'une des grandes cavités du corps. Cette maladie est l'effet du relâchement des solides et de la décomposition des liquides. Les causes les plus ordinaires sont : une nourriture débilitante et trop humide ; le séjour d'une écurie insalubre ; la suppression fortuite des urines ou des sueurs : elle est aussi la suite d'une inflammation de la séreuse des viscères contenus dans la cavité malade.

On reconnaît qu'il y a hydropisie à la pâleur des muqueuses, à la maigreur du sujet, à la petitesse de son pouls, et à la faiblesse générale. Celle de la poitrine rend la respiration difficile, très grande, les flancs sont très agités, le tissu cellulaire de dessous la partie malade s'infiltre ; celle de l'abdomen est très rare dans le cheval, se connaît au volume du ventre, à sa tension et à la fluctuation du liquide, à l'infiltration des extrémités postérieures ; l'une et l'autre sont presque toujours mortelles, surtout celle de la poitrine.

Deux indications principales sont à remplir dans le traitement de l'hydropisie : procurer l'issue des eaux, soit par les sueurs, les urines ou les selles ; et redonner en même temps aux solides le ton qui leur manque. On peut mettre le cheval à l'usage de la décoction des bois sudorifiques ou de celle de genévrier, en ajoutant dans l'une ou l'autre, une ou deux onces d'antimoine diaphorétique, ou deux onces de sel de nitre si l'on veut pousser davantage aux urines ; ou bien, lui donner dans le courant de la journée quatre onces de la poudre n° 21, délayée dans un peu d'eau blanche chaude. On lui donnera en même temps, matin et soir, une demi-once de thériaque, ou une chopine de vin dans laquelle on aura fait infuser de deux à quatre gros de racine de gentiane. Enfin on le purgera de temps à autre avec les pilules d'aloès, et afin de redonner du ton à la peau, on pourra la frictionner soir et matin avec des flanelles imprégnées de la fumée de plantes aromatiques, ou avec une brosse trempée dans la décoction n° 22, ou dans l'eau-de-vie camphrée pure. La nourriture se composera de bonne paille avec un peu d'avoine, à laquelle on pourra joindre quelques carottes jaunes ; on tiendra le cheval chaudement ; on lui fera prendre de l'exercice sans le fatiguer, toutes les fois que le temps le permettra, et on lui donnera peu à boire. La teinture de cantharides employée à petites doses dans les boissons a produit quelquefois d'heureux résultats ; mais c'est un remède qui deviendrait fort dangereux dans des mains inhabiles.

L'infiltration partielle du tissu cellulaire, ou *tumeur œdémateuse*, se reconnaît à la bouffissure de la partie malade; si l'on y appuie le doigt un peu fortement, il enfonce comme dans de la pâte et laisse un creux qui s'efface lentement : ce genre d'hydropisie demande le même traitement que l'autre; mais comme le mal est plus circonscrit, il faut insister davantage sur les moyens locaux. (1)

Inflammation. Engorgement des extrémités capillaires des vaisseaux sanguins, accompagné de chaleur, douleur, fièvre et gonflement.

Tout ce qui peut tendre à gêner la libre circulation du sang, et déterminer sa stagnation dans les vaisseaux capillaires, dispose à l'inflammation. Les causes les plus ordinaires de cet engorgement sont donc toutes celles qui peuvent augmenter le mouvement et la quantité du sang ou diminuer sa fluidité. De ce nombre sont : le trop de nourriture et de repos, qui augmente tout à la fois la quantité de cette humeur et l'épaissit; un exercice trop violent, qui l'échauffe, le dessèche, en même temps qu'il augmente son mouvement; la chaleur extérieure,

---

(1) Le meilleur de tous les moyens, dans le dernier cas, sont les scarifications, qui devront être nombreuses, assez larges pour permettre à la sérosité épanchée de s'écouler facilement, et traitées ensuite comme les ulcères si elles ont de la peine à se cicatriser.

qui appelle le sang à la peau en trop grande quantité; un froid subit, en produisant l'effet contraire, peut déterminer l'inflammation d'un organe interne, etc. L'application du feu, d'un caustique, d'un irritant quelconque, détermine l'inflammation en diminuant la capacité des vaisseaux ; une forte contusion produit le même effet en détruisant leur ressort.

L'inflammation peut être générale ou partielle, interne ou externe. Cette dernière se divise en phlegmoneuse et en érysipélateuse, en simple et compliquée. L'érysipélateuse est une élévation superficielle de la peau, avec chaleur et douleur; la phlegmoneuse est une tumeur douloureuse, dure, accompagnée d'une grande chaleur; l'inflammation est simple quand elle n'est compliquée d'aucune autre maladie.

L'inflammation peut se terminer de plusieurs manières différentes : par résolution, quand le sang amoncelé dans les extrémités capillaires des vaisseaux est rappelé dans la masse; par induration, lorsqu'il se dessèche, et forme des tubercules durs et indolens; par délitescence, lorsqu'elle disparaît de l'endroit primitivement atteint, pour se reporter sur une autre partie ; par métastase, par suppuration, par gangrène. Il est évident que la première de ces terminaisons est la plus salutaire.

Les signes de l'inflammation extérieure sont trop évidens pour avoir besoin d'être rappelés ici;

ceux de l'inflammation interne sont généralement un état de fièvre et un sentiment de chaleur dans la partie affectée, sentiment qui se manifeste presque toujours par des signes extérieurs aisés à saisir.

Le traitement de toute inflammation doit tendre, en général, à diminuer la trop grande quantité du sang ; à le rafraîchir ; rétablir la régularité de son cours ; lui rendre la fluidité nécessaire. Il faut saigner le cheval une ou plusieurs fois si la gravité des circonstances l'exige ; lui retirer l'avoine, le foin, et même tout aliment solide s'il y a lieu ; lui donner en abondance de l'eau blanche tiède et plusieurs lavemens. En même temps, si quelque partie externe est affectée, on la fomentera fréquemment avec une forte décoction tiède d'herbes émollientes, que l'on remplacera un peu plus tard par celle des fleurs de camomille et de sureau mélangées.

A l'égard du phlegmon, s'il ne paraît pas vouloir se résoudre après l'emploi des moyens généraux, il faudra employer les cataplasmes émolliens et maturatifs, afin de l'amener à suppuration, et le traiter ensuite comme toute autre tumeur en suppuration (Voyez *Tumeur*). Il faut éviter avec soin l'application de tous corps gras, tant que l'on conserve l'espoir de voir terminer la maladie par résolution ; parce qu'ils obstruent les pores de la peau, augmentent la chaleur, et disposent à la suppuration.

Il est inutile de faire observer que l'emploi des moyens généraux dans les maladies inflammatoires doit être subordonné à la gravité des symptômes, et qu'il faut éloigner en même temps les causes extérieures qui ont pu produire l'inflammation. Ce qui vient d'être dit dans le courant de cet article pourra s'appliquer, sauf quelques modifications, à toutes les maladies de ce genre sous quelque nom qu'on les désigne. Le breuvage n° 28 est très recommandé par le vétérinaire anglais dans les suites de maladies inflammatoires, la gras-fondure, et dans tous les cas où les purgatifs toniques sont indiqués. Mais il ne peut produire de bons effets, qu'autant que l'on attend, pour l'administrer, que l'inflammation soit dissipée.

Jardon. Tumeur calleuse, douloureuse et dure, qui occupe la partie extérieure et inférieure du jarret, et qui enveloppe quelquefois toute cette articulation et s'étend même sur les parties voisines. Lorsque le mal est accidentel, on peut espérer de le résoudre à l'aide de l'emplâtre vésicatoire et du feu. Mais lorsqu'il est héréditaire, on peut le regarder comme incurable.

Javart, tumeur phlegmoneuse qui survient aux pieds ou aux environs, et qui est distinguée, selon la partie qu'elle occupe, en javart cutané, tendineux encorné et cartilagineux.

Les boues âcres, le séjour dans les lieux humides, sur les fumiers et dans l'urine, sont les causes les plus ordinaires des deux premières espèces : les deux autres sont le plus souvent occasionnées par des atteintes ou par le pus qui a soufflé aux poils à la suite de piqûres et autres lésions qui en ont déterminé la formation dans le sabot.

Le *javart cutané* ne demande pour se guérir que des soins de propreté, c'est une espèce de furoncle qui a son siége dans la peau; l'application d'une pointe de feu sur l'endroit malade facilite la sortie du bourbillon et hâte la cure.

Le javart tendineux, qui fait éprouver de vives douleurs à l'animal qui en est atteint, donne lieu à l'accumulation du pus dans les environs et même dans les coulisses ou gaînes tendineuses des articulations inférieures des membres; aussi doit-on persister, pour le combattre, dans l'emploi des émolliens, qui seront continués autant de temps qu'il y aura d'inflammation, après quoi on ouvrira l'abcès en pratiquant des ouvertures dont la direction doit varier suivant le siége de l'abcès. Il faut même pénétrer dans la gaîne, vers sa partie la plus déclive, lorsque le pus s'y sera accumulé; dans ce dernier cas, on fera des injections d'eau tiède pour déterger, et on pansera de manière à préserver la plaie de l'abord des corps étrangers.

Le *javart encorné*, qui s'établit sous la corne, donne issue à de la matière qui s'échappe au biseau vers les talons; il peut détacher tout le sabot, et requiert promptement l'opération dite *du javart encorné*, qui consiste à enlever la portion de corne détachée par le pus, ainsi que les parties désorganisées, puis à panser avec des étoupes la plaie qui en résulte : cependant si le mal est peu étendu, peu profond, et n'attaque que le biseau, on pourra se borner à y mettre un simple bouton de feu et panser comme le cutané.

Le *javart cartilagineux*, dans lequel le cartilage latéral de l'os du pied est carié, se reconnaît au gonflement douloureux de la partie de la couronne située au-dessus du quartier, ainsi qu'à la présence d'une ou plusieurs fistules, laissant écouler une matière puriforme souvent parsemée de parcelles verdâtres ayant l'odeur propre à la carie : il exige une opération grave qui consiste dans l'extraction du cartilage malade, et qui ne peut être bien pratiquée que par un homme connaissant parfaitement la structure du pied.

Quelques praticiens réussissent quelquefois à guérir cette maladie en y mettant une pointe de feu.

Il paraît que le sublimé corrosif (chlorure de mercure au maximum) a produit des effets avantageux étant appliqué au fond des fistules.

Jaunisse. Infiltration de la bile dans le tissu cellulaire des diverses parties du corps. Les signes de cette maladie sont : une teinte jaune très prononcée répandue dans le blanc des yeux, et sur toute la membrane muqueuse de l'intérieur de la bouche et du nez ; l'urine est d'un jaune brun très foncé, le crottin dur, sec, jaunâtre ou verdâtre ; le cheval est constipé, triste, lourd, abattu, et perd l'appétit.

Il faut, en pareil cas, débuter par une saignée copieuse selon la force de l'animal; administrer dans la soirée du même jour deux ou trois lavemens; purger le cheval le lendemain avec la pilule n° 26; et répéter la purgation une ou plusieurs fois à quelques jours d'intervalle. On pourra employer pour boisson ordinaire, la décoction de racine de fraisier ou d'asperge, dans laquelle on ajoutera une once de sel de nitre par seau et quelques poignées de farine d'orge; et lui administrer, soir et matin, les jours où l'on ne le purgera pas, demi-once de rhubarbe en poudre, réduite en pilules ou délayée avec un peu de vin blanc. Le son ou la farine d'orge, la paille et les carottes, composeront sa nourriture.

Lampas. (Voyez *Barbes.*)

Langue coupée. Le cheval a la langue si délicate qu'elle peut être quelquefois coupée, soit par l'effet d'un mauvais mors, soit par la longe si on la laisse par mégarde dans la bouche et qu'il vienne à tirer dessus. Aussitôt que l'on s'aperçoit de l'accident, il faut bassiner fréquemment la langue avec du vin tiède miellé, et tenir le cheval en repos; mais si la plaie est trop profonde pour qu'on puisse espérer de la réunir, il faut achever de couper la langue afin d'en prévenir la mortification.

Lavemens. Les lavemens produisent un bien infini dans une foule de circonstances, soit qu'il faille débarrasser les gros intestins, y porter des médicamens que l'on ne pourrait y introduire autrement, calmer une irritation locale ; soit qu'il s'agisse de rafraîchir la masse du sang : ils sont extrêmement utiles toutes les fois qu'il s'agit de combattre des symptômes inflammatoires, et d'entretenir la liberté du ventre.

L'eau chaude, les décoctions de tripes, de tête de mouton ; celles de son, de graine de lin ou d'herbes émollientes, etc., forment la base ordinaire des lavemens : on peut y ajouter quatre onces de savon, ou de quatre à huit onces d'huile d'olive ou de noix, pour les rendre plus adoucissans et en même temps un peu laxatifs ; une ou deux poignées de sel de cuisine ou quatre onces de sel de Glauber, pour les rendre purgatifs : on peut employer avec succès, dans ce dernier cas, une forte décoction de feuilles de tabac, à laquelle on ajoutera du savon ou de l'huile, et un peu de sel s'il est nécessaire.

Avant de donner un lavement, il faut que quelqu'un qui ait la main petite, la trempe dans le liquide ou l'oigne d'un corps gras quelconque, et qu'il la fourre dans le fondement du cheval, aussi avant qu'il le pourra, afin d'en retirer le crottin durci qui pourrait s'opposer au passage du lavement. Ce lavement doit se donner avec une seringue faite exprès, ou avec un tuyau d'un pouce environ de diamètre et de dix à douze de longueur, à l'un des bouts duquel on attachera une ample vessie ; et l'on pressera celle-ci avec les mains pour forcer le liquide à passer dans les intestins. Quel que soit l'appareil qu'on emploiera, il faut qu'il soit plein, jusqu'à l'embouchure du tuyau, afin de ne pas pousser des vents dans les intestins.

Il faut laisser le cheval sans manger deux ou trois heures avant un lavement purgatif, autant après ; et le tenir à l'écurie jusqu'à ce qu'il l'ait rendu : on le promenera doucement, s'il lui occasionne des vents ou qu'on veuille le lui faire rendre. C'est une pratique absurde que celle de boucher le fondement avec un tampon de foin pour forcer le cheval à garder le lavement.

Loupe. Tumeur d'abord molle et indolente qui se forme quelquefois entre la peau et les muscles, aux environs des parties membraneuses. Tant que la loupe est mobile sous la peau, on peut espérer de la résoudre au moyen d'un emplâtre d'onguent vésicatoire. Mais l'extirpation devient à peu près le seul remède, quand la tumeur est très volumineuse, fixe et adhérente.

Lunatiques (yeux). Fluxion périodique sur les yeux (voyez *Fluxion*). Cette maladie ne se déclare ordinairement qu'entre la cinq ou sixième année, et revient périodiquement à des époques plus ou moins éloignées, mais fixes : beaucoup de poulains en sont atteints. Les yeux se couvrent d'un nuage obscur ; les paupières sont très gonflées, enflammées, et presque toujours fermées ; une humeur âcre et brûlante en découle constamment, et fait tomber le poil des joues partout où elle passe. Le cheval finit par perdre tout-à-fait la vue au bout d'un certain nombre de retours périodiques.

Il faut, aussitôt que la maladie se déclare, laisser reposer le cheval; lui retirer tous alimens échauffans; recourir à l'eau blanche et aux lavemens; bassiner fréquemment les yeux avec le collyre n° 27, et purger une ou deux fois quand l'inflammation sera presque entièrement dissipée. Il faudra débuter par une saignée, si la gravité des symptômes inflammatoires en démontre la nécessité; appliquer les sangsues autour de l'œil, faire des lotions avec des émolliens et mettre des sétons à l'encolure.

Maigreur. (Voyez *Faiblesse*, *Convalescence*.)

Malandre. Crevasse qui se forme parfois dans le pli du genou, et d'où découle une humeur âcre et corrosive. Ce mal, qu'il faut s'attacher à cicatriser de suite, se traite comme les autres crevasses et gerçures. L'onguent n°. 14 serait très bon pour consolider la cicatrice, après avoir bien détergé la plaie au moyen de l'une des lotions astringentes prescrites dans plusieurs des articles précédens, ou de la mixture n°. 23.

Mal de cerf ou *tétanos.* Affection spasmodique et convulsive des muscles, accompagnée d'une roideur générale, mais plus prononcée dans le cou et la tête. Ce mal, ainsi nommé de ce que le cheval est roide comme le cerf au moment où il vient d'être forcé, est considéré comme nerveux : le cheval qui en est atteint ne peut remuer le cou ni la tête, ni desserrer les mâchoires; il est roide sur ses jambes, et exposé à tomber à chaque instant lorsque ces parties sont malades, si on veut essayer de le faire marcher. Il a le nez tendu vers le râtelier, les oreilles droites, la queue retroussé; son regard, quand on l'approche, est empressé comme celui d'un cheval affamé auquel on apporte du foin, et cependant il ne peut manger : l'encolure est si roide, qu'il peut à peine la mouvoir; tous ses muscles sont si fortement contractés, que l'on dirait, en lui voyant les jambes écartées et immobiles, qu'il est cloué sur le pavé ; et l'immobilité complète de ses yeux ferait croire qu'il est mort. La respiration est fort laborieuse, et le flanc fort agité. Les jours de l'animal sont menacés par la faim autant que par la maladie, si on ne le secoure promptement. Les fomentations émollientes sur les parties malades, les lavemens de même nature, les boissons rafraîchissantes nitrées, le bouchonnement, auxquels on joint l'administration à l'intérieur de l'opium à la dose de deux ou trois gros et même plus, jusqu'à la convalescence, sont les moyens à mettre en usage; la saignée n'est que rarement salutaire.

Mal de taupe ou de *nuque*. Tumeur inflammatoire qui survient au sommet de la tête entre les *deux* oreilles et s'étend quelquefois assez loin sur la *nuque*.

Ce mal, qui est presque toujours le résultat d'un coup sur la tête, se reconnaît aisément aux signes des autres tumeurs inflammatoires, et devient dangereux quand on le néglige, parce qu'il peut attaquer le gros ligament qui se trouve sous la crinière, ou amener la carie des vertèbres du cou.

Il faut, dès le début de la maladie, saigner le cheval s'il y a forte inflammation ; le mettre pendant quelques jours à la diète et à l'eau blanche ; frictionner la partie plusieurs fois le jour avec l'eau froide salée, la recouvrir d'un cataplasme de farine de lin auquel on ajoutera un peu d'extrait de saturne. Si ces divers moyens n'amènent pas la résolution en peu de temps, il faudra recourir aux maturatifs et ouvrir la tumeur quand elle sera mûre : lorsqu'elle ne forme qu'un abcès superficiel, on peut la guérir de cette manière, mais souvent, s'il est profond, il demande une opération grave consistant en contre-ouvertures faites convenablement, qui ne peuvent être pratiquées que par un homme de l'art ; alors la cure est longue et difficile.

Mal de feu ou *d'Espagne*. Symptôme inflammatoire qui accompagne parfois la pleurésie et quelques autres maladies analogues. Le cheval qui en est atteint paraît triste, abattu, laisse tomber sa tête, se couche rarement, s'éloigne de la mangeoire ; une fièvre violente le dévore, et son flanc bat avec violence. Ce mal exige le même traitement que le mal

de cerf, le vertigo, et toutes les maladies inflammatoires. (1)

Mal de tête. Ce mal est toujours le symptôme ou
l'avant-coureur d'une maladie principale ; le cheval
qui en est atteint a la tête lourde et brûlante, il faut
alors ne pas perdre un instant pour s'assurer de la
véritable maladie dont il est menacé.

Mal de tête contagieux. Ce mal n'est autre qu'une
fièvre charbonneuse, dans laquelle la tête se trouve
fortement embarrassée : cette partie du corps est
brûlante et grossit considérablement, les yeux sont
enflammés, larmoyans, et sortent de leur orbite : il
coule des naseaux une matière jaune ; le cheval est
tourmenté d'une fièvre dévorante, et le mal se termine bientôt par la mort ou la guérison.

Cette maladie demande le même traitement que
le charbon, et les mêmes mesures de précaution que
toute contagion. (*Voyez* ces deux mots.)

Maladies. On désigne sous cette dénomination générale tous les dérangemens accidentels qui se manifestent dans l'exercice de quelqu'une des fonctions
de l'économie animale. Sans entrer ici dans des détails qui nous entraîneraient trop loin, sur l'histoire
et le classement des maladies du cheval, bornons-
nous à indiquer d'une manière sommaire les prin-

---

(1) Ce mal paraît être moins une maladie particulière
qu'un symptôme d'autres maladies.

cipaux signes qui annoncent un dérangement quelconque dans la santé :

L'appétit et le sommeil se perdent, ou sont aug-
mentés d'une manière extraordinaire ;

Le cheval est dégoûté : il a l'œil morne, l'air triste,
les oreilles penchées ; il porte la tête basse et quelquefois le nez tendu en haut ;

Il pousse parfois des soupirs, tantôt longs tantôt
courts et entrecoupés ;

Les flancs battent plus ou moins fortement, souvent d'une manière irrégulière ; la respiration est
pénible et entrecoupée ;

La langue est sèche, d'une couleur inusitée ; le
poil terne et hérissé ;

Le cœur et les artères battent plus ou moins fort
qu'à l'ordinaire ;

Les urines et les excrémens offrent des caractères
qui ne sont pas naturels ; leur émission est plus
abondante ou plus rare qu'à l'ordinaire ;

Le cheval se couche, se lève fréquemment ; il est
inquiet et agité ;

Il regarde fréquemment son flanc, tantôt un côté,
tantôt un autre ; son allure est chancelante ; il fait de
vains efforts pour uriner ou pour fienter ;

Le ventre est retroussé ; il peut être aussi enflé,
ainsi que quelque autre partie du corps.

Les signes suivans sont regardés comme extrêmement graves :

Le cheval ne peut rester debout ni se coucher ;

tombe comme une masse, et se relève avec peine, ou ne peut y parvenir;

Il a les yeux fixes, les tourne du côté de ses reins, ou regarde fixement son poitrail ou son flanc;

On ne voit presque pas le blanc des yeux;

Une écume plus ou moins épaisse couvre sa bouche et ses naseaux; cette dernière partie laisse couler une humeur sanguinolente ou purulente;

L'urine s'échappe goutte à goutte sans que le cheval *se campe* pour l'épancher; il rend par le fondement des matières glaireuses et sanguinolentes.

Lorsqu'un ou plusieurs des symptômes généraux ci-dessus énoncés se présentent, on juge que le cheval est malade, et l'ensemble des symptômes particuliers fait connaître le genre et l'espèce de la maladie. Pour la combattre ensuite avec quelque chance de succès, il faut s'attacher spécialement à en reconnaître la cause, le siége réel et la nature, avant d'appliquer aucun remède: autrement, on n'agirait qu'en aveugle et en tâtonnant, ainsi que le font les personnes qui, par exemple, croyant que toutes les coliques proviennent de refroidissement, administrent des échauffans dans maintes circonstances où il faudrait administrer des remèdes opposés.

« Il faut aussi, dit Lafosse, s'appliquer à connaître les indications que présente la maladie, et les remplir avec soin : rafraîchir, s'il y a échauffement; relâcher, s'il y a tension; désemplir les vaisseaux, s'ils sont trop pleins; rétablir la liberté du ventre, si elle

est suspendue; redonner du ton aux parties relâ-
chées, etc. Quand plusieurs indications se présentent
à la fois, il faut remplir d'abord la plus pressée, et
passer successivement aux autres. »

Le simple défaut d'appétit, quand il n'est com-
pliqué d'aucun autre symptôme, cède souvent à un
peu de régime; mais, dès qu'un cheval donne des
signes évidens de maladie, il faut le mettre à la diète
et à l'eau blanche, en attendant que l'on ait pu se
procurer les lumières d'un vétérinaire instruit : à cet
effet, on supprime tout ou partie de la nourriture
solide, en commençant par l'avoine et le foin; on
délaie ou l'on fait bouillir dans l'eau quelques poignées d'orge ou de son, et l'on administre ce breuvage tiède ou froid, selon les circonstances, et autant
que le cheval en voudra boire; on y ajoute quelquefois des décoctions d'herbes émollientes. L'usage
des lavemens est aussi très utile toutes les fois qu'il
y a plénitude et inflammation.

Il est quelques remèdes généraux applicables à un
grand nombre de maladies, et que l'on emploie souvent par pure précaution; de ce nombre sont les
purgatifs et la saignée : il faut être très sobre de ces
moyens, et n'y recourir que dans les cas de nécessité pressante.

Les purgatifs, par exemple, peuvent convenir
comme remèdes de précaution aux chevaux de luxe
et à tous ceux qui mangent beaucoup et prennent
peu d'exercice; mais très rarement aux chevaux de

travail : encore vaudrait-il mieux, à l'égard des premiers, léur faire observer de temps en temps un peu de diète, et ne pas leur donner habituellement plus de nourriture qu'il ne leur en faut. On peut en dire autant de la saignée ; et c'est une erreur de croire qu'il faille tirer du sang d'un cheval à des époques réglées, si, d'ailleurs, il n'y a pas des signes évidens de pléthore et d'inflammation : encore la diète et l'eau blanche suffisent-elles souvent dans ce cas, à moins que les indications ne soient pressantes.

Avant de terminer cet article, nous ne saurions trop recommander aux personnes privées de l'assistance d'un homme réellement habile dans l'art vétérinaire, de se tenir soigneusement en garde contre l'ignorance, la routine, les préjugés, les pratiques vicieuses de quelques maréchaux de campagne.

Le vulgaire s'imagine que rien n'est plus facile que de traiter les maladies des chevaux ; et, comme le peuple aime d'ailleurs tout ce qui tient du merveilleux, on rencontre une foule d'hommes qui, sans posséder même la moindre connaissance anatomique, prétendent dissiper toutes les maladies au moyen de quelques soi-disant spécifiques accompagnés souvent de pratiques superstitieuses. Lafosse a consacré, dans son *Guide du Maréchal*, un chapitre aux erreurs et préjugés absurdes de la maréchallerie, chapitre qui trouverait encore aujourd'hui plus d'une application.

Il ne faut pas se le dissimuler, la médecine des chevaux est, comme celle des hommes, une véritable science qui, bien que très conjecturale, repose cependant sur des bases fixes et indispensables, dont les principales sont : une parfaite connaissance de la structure anatomique du cheval, celle des lois de la physiologie et de l'hygiène, c'est-à-dire de l'histoire et du mécanisme des fonctions animales, et de l'influence des causes naturelles ou accidentelles sur ce mécanisme ; la connaissance des médicamens simples ou composés, de leurs vertus, leurs effets, leur emploi, etc. ; celle des maladies, des caractères et de la marche de chacune d'elles, etc., etc. Encore une fois, tout homme qui se présenterait sans ces connaissances pour exercer la médecine vétérinaire, ne serait qu'un charlatan.

Maladie des poulains. Les jeunes étalons qu'on laisse en liberté avec les femelles, sont sujets à avoir la verge et les testicules enflés ; mal qui s'accroît généralement par les malpropretés qui s'amassent dans le fourreau. Il faut approcher l'animal d'une jument, afin de lui faire sortir sa verge, et bien déterger cette partie en la lavant avec de l'eau chaude ou de la décoction d'herbes émollientes. Si ces lotions ne suffisent pas pour dissiper l'enflure, on étuvera, soir et matin, les parties malades avec la décoction n° 29, et on les frottera ensuite avec le liniment n° 30.

Cette maladie est quelquefois accompagnée, sur-

tout chez les poulains que la nourriture échauffe
trop, d'un suintement de semence qui les ruinerait
promptement si l'on n'y remédiait. Il faut retirer à
l'animal toute nourriture échauffante, lui faire boire
de l'eau blanche pendant quelques jours, et le mener
souvent à l'eau si le temps le permet; on pourra
aussi lui donner, matin et soir, une des pilules
n° 31.

Maux de reins. Un coup, une chute, une charge
trop pesante, peuvent occasionner un effort de reins.
Ce mal se traite comme tous les autres du même genre;
mais, s'il est considérable, il devient nécessaire
de saigner préalablement le cheval, de lui ôter les
alimens propres à l'échauffer, et surtout de lui donner plusieurs lavemens pour empêcher que les gros
intestins ne se remplissent. Un sachet de plantes
émollientes placé sur la partie, tant qu'il y a de
fortes douleurs, et qui pourra être remplacé par un
autre contenant de l'avoine bouillie dans du vinaigre,
lorsque la maladie sera vers sa terminaison, sont des
moyens salutaires. S'il reste de la faiblesse, le feu y
sera appliqué; enfin on ne fera pas travailler le
cheval avant qu'il ne soit en pleine convalescence.

Les chevaux faibles de reins doivent être traités
comme il est dit au mot *Faiblesse;* on pourra en
outre frotter, matin et soir, la partie faible avec le
liniment savonneux camphré.

L'inflammation interne des reins ou *rognons,* peut
donner lieu à des accidens graves; et il se forme par-

fois dans les cavités de cet organe, des pierres et graviers dont la présence est non moins dangereuse.
(Voyez *Rétention d'urine.*)

Maux d'yeux. Les yeux des chevaux sont, comme
ceux de tous les autres animaux, sujets à une foule
de maladies qui peuvent résider uniquement dans
les paupières ou les parties voisines, ou intéresser
le globe même de l'œil. Toutes ces maladies décou-
lant en général de la même source, une inflammation générale ou locale, peuvent être toutes traitées
d'après les mêmes principes, sauf quelques modifications nécessitées par les circonstances de la maladie.

Ainsi, s'il n'y a qu'un simple gonflement des
parties extérieures avec ou sans larmoiement, on les
bassinera fréquemment avec une décoction tiède
d'herbes émollientes, ou de feuilles vertes de laitue,
ou avec le collyre n° 27 : lorsque l'inflammation
sera à peu près dissipée, on substituera à ces lotions l'infusion légère de sureau aiguisée d'un peu
d'eau-de-vie camphrée ; puis enfin une légère solution de vitriol blanc, ou de pierre divine dans
l'eau de fontaine, afin de redonner du ton aux parties. On peut même employer, sur les derniers temps,
l'eau de puits bien fraîche. Mais tant qu'il y a de
l'irritation et de la douleur, il ne faut appliquer
aucun corps froid.

Si le globe de l'œil est fortement offensé, et si ces
moyens locaux paraissent devoir être insuffisans, il

faut pratiquer une ou deux petites saignées aux ju-
gulaires, et employer concurremment les moyens
généraux prescrits dans tous autres cas d'inflammation. (Voyez *Fluxion*, *Lunatique*, *Inflammation*.)

Matière soufflée au poil. C'est le javart encorné.

Médicamens. La manière la plus commode de faire
avaler les médicamens liquides, est de lever la tête
du cheval, de lui introduire dans la bouche une
corne de vache percée par le bout, dans laquelle on
versera le breuvage: une bouteille contenant le liquide
peut aisément la remplacer. Dans certaines maladies
où il ne peut écarter les mâchoires, on passe la corne
dans les naseaux, et le médicament arrive par cette
voie dans l'arrière-bouche : on use aussi parfois de
ce moyen pour déterger quelque ulcère des narines,
comme dans la gourme et la morve.

Pour les pilules, on tient les mâchoires écartées
avec les mains ou avec un instrument fait exprès;
on saisit la langue avec la main, on met la pilule
dessus, et l'on pousse celle-ci dans le gosier à l'aide
d'un petit bâton. On peut l'enduire d'huile ou de
miel, afin qu'elle coule plus aisément, et la faire
suivre d'une écuellée de vin ou de tout autre liquide
approprié à la nature du médicament. Il faut éviter
généralement de faire des pilules trop grosses.

Quelle que soit la forme du médicament, il faut
observer :

De ne pas lever la tête trop haut, parce que le
cheval s'engoue facilement;

De s'arrêter et de lui laisser baisser aussitôt la tête s'il vient à tousser en avalant, parce que le médicament pourrait passer dans le canal de la respiration et suffoquer le cheval;

De ne pas le faire avaler trop vite pour la même raison, et de ne pas lui passer la main sur le gosier sous le prétexte de faire couler le médicament;

De ne pas tirer la langue avec force dans la crainte de la blesser;

De laisser un espace suffisant entre un médicament quelconque et le repas qui précède ou qui suit, etc.

Le billot est fort commode pour certains médicamens solides, surtout lorsque l'on veut qu'ils descendent lentement dans la gorge. C'est un bâton rond autour duquel on met le médicament, réduit s'il est nécessaire en consistance de pâte à l'aide d'un peu de miel; on enveloppe le tout d'un linge; on place ce rouleau en guise de mors dans la bouche du cheval, où on l'assujettit au moyen d'une corde passée derrière les oreilles; et on le laisse en cet état jusqu'à ce que tout le médicament ait été sucé. On peut supprimer le bâton, et rouler simplement le médicament dans le linge en forme de boudin.

Mémarchure. (Voyez *Entorse.*)

Molette. Tumeur molle et lymphatique située au-dessus du boulet, tantôt derrière le tendon, tantôt sur les côtés. Quand la tumeur est récente, on peut en tenter la résolution au moyen des lotions résolutives et fortement astringentes; sinon il faut raser le poil, couvrir la partie d'un emplâtre vésicatoire; et si cela ne suffit pas, y appliquer le feu. La molette, plus commune aux chevaux fins qu'aux autres, est ordinairement la suite d'un effort dans le boulet.

Morfondure. (Je pense que cette maladie n'est autre chose qu'un catarrhe nasal et quelquefois trachéal et bronchique.) Suppression brusque de la transpiration, provenant le plus communément de ce qu'après avoir mis un cheval en sueur, on l'aura laissé exposé à la pluie, au vent et au froid; ou de ce qu'il aura bu en cet état de l'eau très froide et en quantité.

Le cheval morfondu tremble et frissonne d'abord de tous ses membres. Bientôt après, il découle des paupières, et surtout des narines, une grande quantité d'humeur aqueuse qui devient plus épaisse à mesure que la maladie avance vers son terme. Les glandes voisines des oreilles enflent, ainsi que celles du cou et de la ganache; le cheval tousse; la respiration est accompagnée d'un râlement entrecoupé; la fièvre se joint aux autres symptômes. Cette indisposition, peu dangereuse en elle-même si elle est traitée à temps, peut occasionner la morve, le farcin et plusieurs autres maladies de même nature, quand elle est négligée.

Le breuvage purgatif et cordial n° 28 est très propre pour prévenir la morfondure : mais, lorsque la maladie est déclarée, il faut débuter par une large

saignée si la gravité des symptômes inflammatoires
l'exige ; donner au cheval l'eau chaude blanchie avec
la farine d'orge, dans laquelle on fera fondre un
peu de miel ; le tenir chaudement sans le faire suer ;
enfin lui donner, matin et soir s'il y a lieu, la préparation pectorale n° 32 : on pourra terminer la
cure par le breuvage purgatif ci-dessus.

Morsures de bêtes venimeuses. **Les chevaux sont exposés**, surtout à la campagne, à être mordus ou
piqués par une infinité d'insectes ou d'animaux plus
ou moins venimeux. Le mal s'annonce d'abord par
une tuméfaction douloureuse, accompagnée d'une
inflammation quelquefois assez considérable pour
occasionner une véritable fièvre : le cheval, dans cet
état, perd l'appétit, le sommeil ; et le mal peut dégénérer en charbon, ou produire la rage, selon la nature de la blessure.

Dès que l'on s'aperçoit qu'un cheval a été mordu
ou piqué par un animal suspect, il faut de suite
laver les environs de la partie malade avec de la lessive ou de l'eau de savon tiède, s'il y est resté de la
bave ; examiner s'il est resté un dard dans la piqûre,
afin de l'arracher ; élargir le plus que l'on pourra
l'ouverture de la plaie, afin de faire couler jusqu'au
fond quelques gouttes d'alcali volatil, ou, à son
défaut, du vinaigre bouillant ; frotter pendant long-
temps les parties environnantes avec parties égales
d'alcali volatil et d'huile mêlés ensemble ; les recouvrir d'un cataplasme de feuilles de rue pilées

avec de l'huile : enfin, mettre le cheval à la diète et l'eau blanche, et lui donner deux ou trois fois le jour une pinte d'une forte décoction de feuilles d'absinthe et de rue, dans laquelle on ajoutera deux gros d'alcali volatil par prise. Le breuvage nos 33 et 34 me paraît aussi recommandable dans les circonstances graves. S'il se forme quelque abcès, on le traitera à l'ordinaire.

Dans les cas de morsures d'animaux enragés, il faut se conduire de la même manière, ou même enfoncer un fer rouge dans les blessures, sans négliger de le passer sur les égratignures les plus légères : ensuite, couler de l'onguent vésicatoire dans les plaies; les panser du reste comme il est dit ci-dessus, et substituer la térébenthine et les cataplasmes de farine de lin à tous autres topiques, quand la suppuration sera bien établie et de bonne nature. On pourra terminer la cure par une ou deux doses du purgatif n° 28.

Morve. Maladie réputée contagieuse, de la membrane muqueuse des narines, et qui s'étend quelquefois de proche en proche jusqu'à celle de la gorge et même de la poitrine. Les anciens maréchaux ont beaucoup divagué sur le véritable siége de cette maladie, qu'ils ont placé successivement dans toutes les parties du corps, jusqu'à ce qu'enfin M. Lafosse père ait fait connaître la vérité à cet égard. Quant à ses causes médiates ou immédiates, elles ne sont pas encore bien connues; mais tout porte à croire que cette maladie est toujours le résultat d'une inflammation des membranes muqueuses, quelle que soit la cause originelle de cette inflammation.

On établit plusieurs variétés dans cette maladie, ou plutôt on la confond souvent avec une infinité d'autres qui ont beaucoup de points de ressemblance avec celle-là ; mais la véritable morve est aisée à reconnaître : il se fait, par les naseaux, un écoulement surnaturel et très abondant de mucosités, tantôt blanches et transparentes comme du blanc d'œuf, tantôt colorées en jaune et striées de quelques filets de sang ; l'écoulement devient successivement purulent, puis noirâtre, corrompu et fétide ; il diminue quelquefois ou s'arrête, pour recommencer un peu plus tard. Les glandes de la ganache s'engorgent, tantôt toutes à la fois, tantôt partiellement ; le cheval ne tousse pas, ne perd ni l'appétit ni la vivacité, et ne donne aucun autre signe de maladie. Cependant, si l'on n'arrête pas le mal à temps, il fait des progrès effrayans ; l'intérieur des narines se recouvre d'ulcères malins et profonds ; les os voisins finissent souvent par se carier, et le cheval languit souvent pendant long-temps avant de mourir.

La morve a été regardée pendant long-temps comme une maladie incurable, mais il n'en est plus de même depuis les immenses progrès qu'a faits la médecine vétérinaire. Lorsque cette maladie n'est pas invétérée, on peut lui appliquer avec succès le traitement intérieur prescrit pour le farcin, et pratiquer dans les narines les injections conseillées pour la gourme. Quand les ulcères seront bien détergés, on substituera à ces injections celles d'eau de chaux ou de toute autre liqueur astringente et dessiccative. Il est bon d'observer cependant qu'il serait dangereux de provoquer trop promptement, par les astringens, la suppression de l'écoulement, surtout quand les narines ne paraissent pas profondément ulcérées : afin de faire parvenir plus facilement ces injections dans les sinus frontaux, M. Lafosse, déjà cité, avait imaginé de perforer extérieurement, avec une grosse vrille, les os de cette partie de la tête, afin d'introduire le bout de la canule par ces ouvertures.

Quand les ulcères des narines sont détergés, et commencent à rendre un pus de meilleur qualité, il est bon de joindre à l'emploi des injections astringentes et dessiccatives, les fumigations aromatiques résineuses. A cet effet, on brûlera, soir et matin, dans un réchaud de cendres chaudes, une ou deux fortes poignées des espèces aromatiques n° 36, et l'on en recevra la vapeur dans un grand entonnoir renversé, au bout duquel on adaptera un tuyau assez long pour la conduire dans les naseaux du cheval.

A l'égard de la morve invétérée, il reste peu d'espoir de la guérir. Cependant on peut, si le cheval en vaut la peine et qu'il lui reste assez de force, tenter les moyens suivans, d'après le vétérinaire anglais : Après avoir préparé le cheval par les saignées et les autres moyens généraux, on lui fera avaler le soir la pilule n° 9, après qu'il aura bu un seau d'eau blanche chaude, et celle n° 10, le lendemain matin. On répétera ces deux remèdes autant de fois qu'il sera nécessaire, en laissant chaque fois deux ou trois jours d'intervalle; mais s'ils agissent trop fortement pour que le cheval puisse en supporter l'usage, on lui donnera de deux jours l'un, une once d'acide nitrique dans une pinte et demie d'eau miellée, jusqu'à ce qu'il ait recouvré assez de forces pour reprendre l'usage des pilules ci-dessus. Enfin on lui donnera tous les jours, puis tous les deux jours, une des pilules n° 35, lorsque l'on jugera que les précédentes ont suffisamment opéré, et on continuera l'usage jusqu'à parfaite guérison. Si malgré ce traitement on s'aperçoit que le mal ne s'amende pas sensiblement, il ne restera plus qu'à tuer le cheval, afin d'éviter qu'il ne communique sa maladie à d'autres, et d'épargner des dépenses inutiles. La morve est regardée comme définitivement incurable lorsque l'humeur des narines est verdâtre, sanguinolente, épaisse, et qu'elle s'attache aux parois comme de la glu. Il est bon de prendre, à l'égard de cette maladie, toutes les mesures de précautions propres à en empêcher la propagation. (*Voyez* *Contagion*.)

Nerferrure. Gonflement du canon et des parties adjacentes, occasionné par un coup que le cheval aura reçu sur les tendons de cette partie de la jambe, ou par toute autre cause analogue. Les fomentations

émollientes, s'il y a inflammation, et les toniques
spiritueux ou astringens employés en frictions, suffisent ordinairement pour faire disparaître cet accident, surtout quand la peau n'est pas entamée. La
nerferrure négligée peut donner naissance au ganglion.

Musaraigne ou *musette*. Tumeur charbonneuse qui
se forme quelquefois à la partie supérieure interne
de la cuisse, et que l'on a regardée pendant long-
temps comme l'effet de la morsure du petit animal
de ce nom. Le cheval qui en est atteint donne tous
les signes d'un profond abattement; la gangrène se
déclare quelquefois en vingt-quatre heures, et la
mort ne tarde pas à s'ensuivre. Il faut, dès que l'on a
connaissance du mal, fendre la tumeur dans toute sa
longueur, et employer ensuite, tant au-dehors
qu'au-dedans, le traitement de la gangrène ou du
charbon.

Ognon. Exubérance qui a lieu à la sole des quartiers, le plus souvent des pieds de devant, et qui est
due à une tumeur de la face inférieure de l'os du
pied. La ferrure est le seul moyen qui puisse remédier à cette maladie; le fer employé doit être tron-
qué et plus large en dedans de la branche pour recouvrir la tumeur; il faut peu parer la sole dans
l'endroit saillant.

Onglet. Production membraneuse qui se trouve
cachée dans l'angle interne de l'œil; et qui, acquer-
rant quelquefois une étendue surnaturelle à la suite

de quelqu'une des maladies de cet organe, finirait par obstruer la vision si l'on n'en faisait extirpation.

Le meilleur moyen de pratiquer cette petite opération, est de glisser une pièce de monnaie ou autre chose semblable entre le globe de l'œil et la membrane; de passer au travers de celle-ci une aiguille courbe enfilée d'une soie, et de la tirer à soi pour la couper ensuite avec des ciseaux, le plus près de l'œil que l'on pourra. On mettra sur la plaie quelques gouttes de la composition n° 37, et l'on ne s'occupera plus que de la maladie principale, si elle subsiste encore.

Oreille (*mal d'*). Il survient quelquefois dans l'oreille, par suite d'un coup, ou sans cause apparente, une grosseur qui obstrue le conduit auditif. Il faut faire percer la tumeur quand il en sera temps, et injecter du vin chaud miellé, ou toute autre liqueur propre à déterger et cicatriser promptement cette petite plaie.

Osselets, sorte d'exostose qui survient quelquefois aux genoux, surtout chez les jeunes chevaux. Lorsque l'on s'en aperçoit dès le principe, on peut tenter les frictions fréquentes avec le liniment d'alcali volatil et d'huile; mais si ce moyen ne produit aucun résultat, il faut raser la partie, y appliquer un emplâtre fondant, ou même la frictionner avec de l'onguent vésicatoire fondu, et répéter ces frictions jusqu'à ce que la peau commence à s'enflammer. Mais, dès que le cheval commence à boiter sérieusement, il faut renoncer à l'espoir de le guérir. Il est du reste très difficile de dissiper les osselets, suros et fusées; on obtient cependant de bons effets de l'emploi du feu en pointes.

Peignes. Éruption de même nature que les arêtes et grappes, qui a son siége autour de la couronne. (Voyez *Arêtes*).

Piqûres d'insectes. (Voyez *Morsures*.)

Pissement de sang. Les chevaux et le gros bétail sont exposés à cette maladie, surtout dans les grandes chaleurs et les temps orageux. L'eau blanche donnée en abondance, et la diète, suffisent souvent pour la dissiper; mais si la maladie prend un caractère plus grave, il faut appliquer ici le traitement des maladies inflammatoires en général.

Plaies. Solution de continuité des solides avec ou sans perte de substance : il y a plaie toutes les fois que la peau a été entamée d'une manière quelconque. Les plaies en général sont produites par l'action d'un corps tranchant, piquant ou contondant ; par l'ouverture d'un abcès, ou par l'effet d'une cause intérieure qui produit l'ulcération de la peau. Elles sont simples ou composées : simples, quand elles ne divisent que la peau ou tout au plus les chairs subjacentes ; composées, quand quelque partie essentielle telle qu'un os, une artère, un viscère, etc., se trouve lésée.

Les plaies compliquées de déchirures, perte de substance, ou contusions, sont plus difficiles à gué-

rir. Aussi celles qu'occasionne un tranchant bien
affilé sont les plus simples de toutes, quand elles n'of-
fensent pas quelque partie essentielle, parce que les
parties se trouvent simplement divisées sans être
déchirées ; tandis que dans les plaies d'armes à feu et
autres corps contondans, il y a tout à la fois déchi-
rure et contusion des parties environnantes. (Voyez
Contusion.)

. Toutes les fois que l'on a à traiter une plaie récente, il faut d'abord raser le poil tout autour,
presser les bords pour faire sortir le sang extravasé,
s'il y a lieu ; laver soigneusement la partie avec de
l'eau soit pure, soit acidulée d'un peu de vinaigre,
ou avec une décoction émolliente tiède, s'il y a déjà
inflammation ; enlever avec soin les corps étrangers
qui pourraient y être restés ; conserver tous les
lambeaux de chair ou de peau dont on pourra espérer le recollement, et couper ceux qui seraient
trop déchirés pour pouvoir être conservés ; sonder
la plaie si elle est très profonde, afin de s'assurer s'il
n'y est pas resté quelque corps étranger, que l'on
s'empresse de retirer, ou si quelque os n'est pas
attaqué ; l'élargir si elle est plus profonde que large,
en prenant les précautions nécessaires pour ne couper
aucun tendon ni gros vaisseau ; s'attacher de suite à
arrêter l'hémorragie, si quelque artère a été coupée,
dans la crainte que le cheval ne succombe à la perte
de son sang : cela fait, on pratiquera le pansement selon les indications résultant de la nature de la plaie.

Les plaies superficielles ne demandent qu'à être cicatrisées le plus promptement possible. Il suffit ordinairement pour cela de les laver fréquemment avec le vin chaud ou l'une des lotions résolutives prescrites pour les contusions, et de les garantir du contact de l'air, en les recouvrant d'étoupes sèches.

Pour les plaies simples causées par un instrument tranchant qui aura divisé les chairs plus ou moins profondément, il faut rapprocher les bords l'un contre l'autre ; placer sur les lèvres une petite mèche de charpie ou d'étoupe, imbibée de la teinture balsamique n° 41, de celle de myrrhe ou d'aloès, ou simplement enduite de térébenthine ; et la recouvrir de l'emplâtre n° 14, ou d'un agglutinatif quelconque, pour maintenir les bords rapprochés : les plaies de ce genre n'ont pas besoin de suppurer.

Toutes celles qui sont accompagnées de perte de substance ou qui pénètrent très avant dans les chairs, ont besoin de suppurer, parce que cette suppuration peut seule favoriser la reproduction des chairs dans les unes ; et que si les autres se cicatrisaient trop tôt, il pourrait se former dans leur intérieur des foyers de pus que l'on serait obligé d'ouvrir plus tard. On pansera, en conséquence, ces plaies avec des plumasseaux enduits d'onguent suppuratif ; on y substituera le digestif n° 42 quand la suppuration sera bien établie, et enfin la térébenthine pure. On recouvrira l'appareil d'un cataplasme de graine de lin, si les alentours sont enflammés ou que la suppuration ait de la peine à s'établir.

Les plaies de tête sont les moins dangereuses de toutes, et demandent à être cicatrisées promptement; mais quand elles sont le résultat de contusions violentes, elles exigent l'emploi préalable de la saignée, et la diète, afin de prévenir les désordres que pourrait entraîner la cause qui les a produites.

Il faut fermer le plus promptement possible les plaies des jointures, parce qu'il serait dangereux de laisser pendant long-temps l'articulation à découvert; et, en second lieu, parce que la suppuration pourrait offenser les ligamens et cartilages, et déterminer même la carie de l'os. Les lotions de vin chaud miellé et le digestif n° 44 seront très propres à prévenir les accidens. Les plaies qui mettent les tendons à découvert doivent se traiter de même, à moins qu'elles ne soient compliquées.

Il arrive souvent que lorsque les ligamens qui enveloppent une articulation ont été entamés, soit par l'instrument qui a causé la blessure, soit par l'effet de la suppuration, il en découle une humeur onctueuse désignée vulgairement sous le nom de *graisse des jointures*, et plus connue sous celui de *synovie*, qui lui est propre. Il faut, dans ce cas, appliquer légèrement le feu sur la partie, et traiter ensuite la plaie comme toutes celles des articulations. Mais si elle était trop ancienne ou trop considérable pour que le feu pût la cicatriser sur-le-champ , il faudrait la panser avec l'un des caustiques n° 7 ou 17 , mélangé avec un peu de térébenthine. La teinture balsamique 41 , ou la mixture 23 , sera très bonne pour amener la cicatrisation quand l'écoulement synovial aura cessé.

Les plaies composées , ou pour mieux dire compliquées , demandent des soins tout particuliers. Si un gros vaisseau a été coupé , on s'occupera avant tout d'arrêter l'hémorragie , et l'on ne songera plus ensuite qu'à rapprocher les chairs comme pour une plaie simple , s'il n'y a pas perte de substance. Si un os a été fracturé , il faudra retirer avec soin toutes les esquilles , dont la présence occasionnerait sans cesse de nouveaux accidens : si l'os a été simplement mis à nu, il faudra introduire dans le fond de la plaie , des plumasseaux enduits de térébenthine ou du digestif n° 42 ou 43 , afin de prévenir la carie et hâter la cicatrisation , s'il n'y a pas perte de substance.

Quelle que soit la nature d'une plaie , il faut rapprocher et remettre soigneusement en place tous les lambeaux que l'on aura conservés , afin de tâcher d'en obtenir le recollement. Si l'ouverture est très longue , on en recoudra ce que l'on pourra, à l'aide d'une aiguille courbe et d'un fil plat mis en plusieurs doubles , et ciré. Enfin , on tentera d'abord la voie de la réunion , si la plaie n'est pas de celles que l'on ne puisse se dispenser de faire suppurer.

En conséquence , on préférera toujours les spiritueux et autres résolutifs, aux corps gras, pour le pansement d'une plaie sans perte de substance, et on ne dérangera pas l'appareil pendant les premiers jours. Cependant si l'on apercevait de la chaleur et un commencement de tuméfaction autour de la plaie, on appliquerait le cataplasme résolutif n° 39, par-dessus l'appareil; mais dans le cas où les symptômes inflammatoires iraient en augmentant, il n'y aurait plus d'autre parti à prendre, que de favoriser la suppuration ainsi qu'il a été dit plus haut pour les plaies avec perte de substance.

Il faut panser les plaies avec ménagement, promptitude, propreté: ne pas fouiller dans leur intérieur sans nécessité; éviter de déchirer la cicatrice quand on enlève l'appareil; les garantir soigneusement du contact de l'air, qui leur est très nuisible; laver à chaque pansement les parties environnantes avec le vin chaud miellé ou tout autre détersif spiritueux, et en injecter dans l'intérieur si elle est très profonde. Outre que la malpropreté attire les mouches et occasionne de la démangeaison, rien ne dispose plus à la gangrène.

Il suffit de panser les plaies une fois par jour, à moins qu'elles ne fournissent une suppuration extrêmement abondante, et de mauvaise qualité; en les exposant plus souvent à l'air, on ne ferait que retarder la guérison. Quand il se forme des brides ou des sinuosités dans leur intérieur, il faut les détruire avec le bistouri.

19

On appelle filandres, os de graisse, chairs baveuses, des excroissances bourgeonnées qui, se formant dans l'intérieur des plaies mal soignées, en retardent beaucoup la guérison. Il faut les couper avec des ciseaux quand elles sont assez longues, les brûler ensuite avec l'alun calciné, le vitriol ou tout autre caustique, et panser la plaie avec le digestif n° 43, jusqu'à ce qu'elle soit revenue à son état naturel. Quelquefois aussi les bords deviennent durs et calleux, soit parce qu'ils auront été comprimés par des tentes ou tampons de filasse, soit par toute autre cause. Comme ces callosités rendent toute réunion impossible, il faut les emporter avec le bistouri et employer les suppuratifs.

Les moyens purement locaux suffisent pour les plaies de peu d'importance. Quant aux autres, elles exigent en même temps le concours de tous les moyens généraux propres à prévenir les symptômes inflammatoires. Ainsi, dans le traitement de toute plaie grave, on débutera sur-le-champ par une ou plusieurs saignées, selon les circonstances; tant pour diminuer les chances d'hémorragie, que pour rendre la fièvre de suppuration moins forte et la gangrène moins à craindre : on n'oubliera pas non plus, l'eau blanche, les lavemens, la diète; on mettra le cheval à l'orge et à la paille pour toute nourriture quand l'état de la plaie permettra de lui rendre la nourriture solide; et on terminera le traitement, s'il y a lieu, par une ou deux purgations.

Les plaies anciennes que l'on ne peut pas parvenir à cicatriser par les moyens ordinaires, dégénèrent en ulcères (*voyez* ce mot): celles qui sont frappées de gangrène doivent être traitées comme il a été dit ailleurs. (Voyez *Gangrène*.)

Pleurésie. Inflammation de la *plèvre*, c'est-à-dire de la membrane qui tapisse l'intérieur de la poitrine. Cette maladie, qui provient des mêmes causes que toute inflammation en général, se reconnaît aux mêmes signes, et en outre aux suivans, qui lui sont particuliers: Le cheval est tourmenté par une toux déchirante; sa respiration est courte et laborieuse; il regarde le côté douloureux, et donne des signes évidens de douleur quand l'on y passe le plat de la main à rebrousse poil; il essaie souvent de se coucher, et se relève aussitôt brusquement.

La pleurésie se traite dans son début de la même manière que toutes les maladies inflammatoires (Voyez *Inflammation*); mais comme sa marche est extrêmement rapide, il faut saigner le cheval presque coup sur coup, autant de fois que ses forces le permettront et que la gravité du mal l'exigera: on le traitera ensuite comme pour la morfondure, en ayant soin de lui donner à boire tiède, peu à la fois, souvent, et de lui mettre de temps en temps un peu de miel dans la bouche si la toux est très fréquente. Lorsque les symptômes inflammatoires sont à peu près dissipés, il est bon de donner quelque cordial doux, tel que la décoction de genièvre dans laquelle on mettra un peu de farine d'orge et de miel, le sirop d'ail, ou un demi-verre d'eau-de-vie mêlé dans la boisson ordinaire. Les sétons au poitrail, ou sur les côtés de la poitrine, les vésicatoires; et à l'intérieur les adoucissans, tels que les poudres de guimauve, de réglisse, etc., sont des moyens très utiles.

Si la maladie n'est pas guérie en six ou huit jours, il y aura lieu de présumer qu'elle se terminera par suppuration. Cette terminaison est fâcheuse; la gangrène qui en est quelquefois la suite est mortelle. Enfin, la pleurésie engendre souvent la pulmonie. (*Voyez* ce mot.)

Poitrine (maladies de). Voyez *Pleurésie*, *Pulmonie*, *Morfondure*, *Pousse*, *Toux*, *Rhume*, etc.

Poulains (maladie des). Voyez *Maladie des poulains*.

Pousse. Maladie chronique, de la nature de l'asthme, dont le véritable siége et la cause directe sont encore à peu près inconnus. Les causes indirectes de cette affection sont ordinairement les grandes fatigues, la transpiration brusquement arrêtée, le défaut habituel de pansage, l'excès de nourriture et le manque d'exercice.

La pousse se déclare par une gêne dans la respiration, qui augmente progressivement : les flancs battent avec force et d'une manière irrégulière, surtout quand le cheval vient de trotter. L'animal jette souvent par les naseaux des flocons de mucosités épaisses et blanchâtres : il est sans fièvre, conserve son appétit et tous les autres signes de la santé.

Cette affection est essentiellement caractérisée par le soubresaut ou contre-coup qui se fait remarquer soit dans l'inspiration, soit dans l'expiration : c'est surtout après l'exercice et pendant l'action de manger l'avoine qu'il est plus facile de le voir; rarement les jeunes chevaux en sont atteints : c'est ordinairement de six ans jusqu'à la mort qu'elle se remarque. Tous les alimens très nutritifs l'augmentent, le vert a aussi cet inconvénient.

La pousse est une maladie incurable, mais qui ne tue pas. Lorsqu'elle ne fait que commencer, on peut en retarder long-temps les progrès en nourrissant le cheval de paille, d'avoine, d'eau blanche; en le purgeant de temps à autre, et en le ménageant, sans cependant le laisser trop oisif.

Pulmonie et *Péripulmonie.* Ces deux maladies, que l'on confond parce que l'une n'existe jamais sans l'autre, font souvent suite à la pleurésie, et se compliquent fréquemment de catarrhe pulmonaire.

L'animal qui en est atteint tousse rarement, et avec difficulté quand il le fait; la toux est grasse et l'expectoration plus abondante que dans la pleurésie; la douleur des côtes y est aussi moins vive; l'inspiration est grande et la respiration courte; la fièvre varie d'intensité selon l'irritabilité du malade, enfin, le pouls est grand, plein et accéléré.

Les refroidissemens, les suppressions de transpiration, le séjour habituel à l'écurie, des courses violentes, en sont les causes les plus ordinaires.

Elles se terminent par résolution, suppuration, suffocation, gangrène, ou induration. Leur traitement est à peu près le même que celui de la pleurésie : ainsi les saignées, les sétons, les vésicatoires ; et à l'intérieur les adoucissans, tels que le miel, les poudres de réglisse, guimauve, etc. L'eau blanche tiède nitrée, les lavemens émolliens, sont les moyens à l'aide desquels on peut espérer la guérison ; les fumigations de mauves bouillies, dirigées dans les naseaux, sont aussi très utiles.

Purgation. Les purgatifs sont des médicamens irritans, qui ont la propriété de stimuler la membrane muqueuse de l'estomac et des intestins, d'augmenter la sécrétion de l'humeur qui lubréfie cette membrane, et de procurer des excrétions abondantes de matières fécales. Autant l'emploi bien entendu de ces médicamens peut être utile dans mainte circonstance, autant leur abus peut occasionner des accidens graves.

La purgation peut être nécessaire, soit comme préservatif soit comme curatif, aux chevaux de toute espèce, depuis le cheval de manége jusqu'à celui qui traîne la charrette ou laboure la terre. Mais cette nécessité est subordonnée, jusqu'à un certain point, à leur manière d'être et à leur genre de vie habituel : les chevaux nourris au sec, qui prennent plus de nourriture qu'ils ne travaillent ; ceux qui sont épais, chargés de graisse, dont les jambes sont sujettes à s'engorger ; ou qui mangent de mauvais alimens, demandent à être purgés aussitôt qu'ils perdent l'appétit : encore vaudrait-il mieux alors les faire travailler davantage et manger moins, pendant quelques jours. Les chevaux de manége, tous les chevaux fins qui ne sont pas surchargés de nourriture, et les chevaux de fatigue qui travaillent plus qu'ils ne mangent, éprouvent rarement ce besoin. On ne doit en général administrer les purgatifs que lorsqu'il est urgent de débarrasser promptement l'estomac : l'état de constipation, quand il n'est pas accompagné de signes évidens de la plénitude de ce viscère, ne réclame que la diète et quelques lavemens.

Si l'on donnait une forte purgation à un cheval déjà échauffé soit par la maladie, soit naturellement, sans l'avoir préalablement préparé, les désordres qu'elle pourrait occasionner sont incalculables, et le bon effet que l'on s'en promettait serait entièrement perdu.

La veille ou l'avant-veille d'un jour de médecine, on retranchera de la ration du cheval le foin et l'avoine ; on lui donnera de la farine d'orge ou du son délayé dans l'eau chaude, le matin, à midi et le soir ; un ou deux lavemens s'il est constipé ; on évitera de le faire travailler, et on le laissera toute la nuit sans manger, si ce n'est tout au plus un peu de paille.

On lui fera prendre la médecine de grand matin : si c'est un breuvage, on le donnera tiède ; si c'est une pilule, on la fera suivre d'un peu d'eau blanche tiède. Deux heures après, on donnera au cheval un picotin de son, sur lequel on aura versé un peu auparavant un seau d'eau bouillante, et l'on répétera ce breuvage deux ou trois fois dans la matinée. On tiendra le cheval chaudement; on le promenera de temps en temps dans un endroit sec et couvert, mais on ne l'exposera au froid ou à l'humidité sous aucun prétexte.

Si la purgation cause des tranchées, on administrera quelques lavemens adoucissans (V. *Tranchées*). Si elle n'agit pas assez, on le promenera doucement au pas, toujours à couvert, et on lui donnera autant d'eau blanche tiède qu'il en pourra boire : si elle agit trop, on tiendra la conduite contraire. On lui donnera un peu de bon foin dans le courant de la journée, une ration d'orge le soir : il ne sera pas mal de continuer l'eau blanche le lendemain pour achever de calmer l'irritation causée par la purgation, et de le ménager pendant deux ou trois jours, tant sous le rapport du travail, que sous celui du régime, quand même il ne serait pas positivement malade.

Les purgatifs occasionnent quelquefois des super-purgations ou évacuations excessives, soit parce que la dose a été trop forte pour le tempérament du cheval, soit parce qu'il aura eu froid pendant l'effet de la médecine. Dans l'un ou l'autre cas, il faut, après avoir administré un ou deux lavemens adoucissans si la superpurgation occasionne de vives tranchées, faire avaler au cheval de demi-heure en demi-heure des décoctions émollientes. Une pinte de forte décoction de têtes de pavot produirait le même

effet ; on peut aussi donner cette décoction en lavement. Le cheval aura besoin d'être traité pendant
quelques jours comme après une maladie (Voy. *Convalescence*). La recette n° 52 est un bon purgatif.

Pustule. (Voyez *Dartres*.)

Quartiers (faux.). On appelle ainsi tout quartier
dans lequel il existe de véritables nécroses de corne ;
cette dernière est fendillée, raboteuse, et présente
des plaques qui se chevauchent. Amincir la corne en
la râpant, y pratiquer une dépression vers le biseau,
oindre le quartier avec de la graisse ou de l'onguent
de pied, appliquer un fer à planche, et enlever tout
le côté atteint, sont les moyens à employer en pareil
cas.

Queues-de-rat. (Voyez *Arétes*.)

Rage. Le cheval qui a contracté cette maladie par
suite de morsures d'une bête enragée, mord sa mangeoire, se jette sur tout ce qui l'approche, pour
mordre, et s'agite avec fureur : il refuse la nourriture, mais surtout la boisson ; ses yeux sont enflammés et sa bouche écumante. Les moyens prescrits contre la morsure des animaux suspects (voyez
Morsures) peuvent prévenir la rage ; mais quand la
maladie est déclarée, il faut tuer le cheval et désinfecter son écurie. (Voyez *Contagion*.)

Reins. (Voyez *Maux des reins*.)

Rétention d'urine. Cette maladie, qui n'a pas besoin
de définition, provient ou d'un état inflammatoire
de la vessie, qui resserre le col de cet organe au

point d'intercepter le passage des urines, ou de la présence de pierres ou graviers. Dans le premier cas, on sent une chaleur surnaturelle en posant la main sur la région de la vessie entre les bourses et l'anus; dans le second, l'urine est mélangée de sang ou de pus, ou même de graviers plus ou moins abondans : dans l'un comme dans l'autre cas, le cheval se présente fréquemment pour uriner, fait des efforts inutiles, ou ne rend l'urine que goutte à goutte ; la fièvre se déclare, l'animal enfle prodigieusement si la rétention est complète ou à peu près, et meurt en peu de jours.

La saignée, force lavemens ; le son mouillé et la paille pour toute nourriture, ou même la diète absolue, l'eau blanche ordinaire ou la décoction de graine de lin blanchie, en petite quantité, pour unique boisson ; les fomentations émollientes sur les reins, ou les frictions avec l'onguent d'althéa sur la région de la vessie ; tels sont les moyens généraux les plus convenables dans cette maladie : on peut y joindre une des pilules n° 47, soir et matin, et tenter la mixture n° 48, pour combattre les accidens causés par la présence des pierres et graviers, quand les autres moyens sont infructueux. Les diurétiques tels que le vin blanc, le nitre, etc., feraient beaucoup plus de mal que de bien, puisqu'ils augmenteraient la sécrétion de l'urine sans rendre son émission plus facile.

Rhumatisme. Toutes les causes capables de supprimer

la transpiration, mais surtout l'humidité froide, peuvent produire cette maladie chez les chevaux. Les boissons légèrement sudorifiques, le séjour d'une écurie saine et tempérée; et les frictions avec le liniment savonneux camphré, sont les moyens le plus généralement indiqués en pareil cas.

Rhume. (Voyez *Morfondure.*)

Rouvieux. Sorte de galle invétérée à laquelle sont quelquefois sujets les chevaux épais et chargés d'encolure (Voyez *Galle*). Les purgatifs réitérés sont nécessaires quand cette maladie est rebelle.

Seimes. Quand la corne est naturellement sèche ou qu'elle le devient par une cause quelconque, il s'y forme des fentes qui descendent perpendiculairement de la couronne en bas, et traversent quelquefois la muraille dans toute son épaisseur : ces fentes portent le nom de *seimes*. On appelle seime *en pied de bœuf*, celle qui se forme en pince ; et seime *quarte*, celle des quartiers.

Quand la seime est récente et superficielle, il suffit quelquefois d'entretenir le sabot gras pour la faire disparaître: sinon, il faut en rafraîchir extérieurement les bords en creusant jusqu'au vif; couper la chair cannelée, si elle s'engage dans la fente, et la toucher légèrement avec un caustique; panser la plaie avec un premier plumasseau chargé de térébenthine, que l'on recouvrira d'un second plumasseau assez fort pour remplir l'entaille faite dans la corne, appliquer par-dessus celui-ci un emplâtre d'onguent de pied, et assujettir le tout convenablement.

On enlevera le premier appareil au bout de quatre ou cinq jours, pour panser ensuite tous les trois. On pansera tous les jours avec le digestif si la plaie vient à suppuration, et l'on conduira du reste le cheval comme s'il avait subi l'opération du faux quartier. Quand la suppuration continue au-delà d'une quinzaine de jours, il y a tout lieu de croire que le petit pied est carié, ce dont il faut s'assurer sur-le-champ.

Semence (écoulement de). Voyez *Maladie des poulains*.

Solandres. Crevasses qui se forment dans le pli du jarret, comme les malandies dans celui du genou. (Voyez *Malandres*.)

Sole. La sole est sujette à être brûlée, ou simplement fortement échauffée par l'application d'un fer trop chaud; foulée par le fer ou par un corps dur qui se sera fourré entre lui et la sole ; enfin, blessée par une cause quelconque. Dans le premier cas, il faut enlever avec le boutoir toute la partie brûlée et remplir le pied de la composition n° 12, mieux encore d'étoupes sèches ou de suif fondu avec de la poix. Dans le second, on enlevera le corps qui blesse la sole, et on la graissera s'il est nécessaire avec l'une des compositions ci-dessus ou l'onguent de pied : dans le troisième cas, on recherchera de suite la cause du mal pour l'enlever, et l'on se conduira ensuite selon les indications particulières.

Dans les circonstances graves, il est quelquefois nécessaire de dessoler.

Sueurs. Voyez, au chapitre qui traite de la nourriture, quelles peuvent être les causes des sueurs surnaturelles chez certains chevaux.

Suppuration. (Voyez *Plaie*, *Tumeur.*)

Sur-os. Sorte de grosseur ronde et plus ou moins large qui survient à l'os du canon (Voyez *Osselets*, *Fusée*). L'euphorbe ramollie dans le vinaigre et appliquée sur les tumeurs de ce genre est un bon résolutif. Le feu est encore plus convenable. La fusée ne diffère du sur-os que par sa forme allongée.

Taupe (Voyez *Mal de*).

Teigne (Voyez *Dartres*, *Gale*, etc.). Les jeunes chevaux sont assez sujets à une sorte de teigne qui cède promptement aux frictions mercurielles.

Tendons. La teinture balsamique n° 41, et le liniment savonneux camphré, sont très propres à prévenir les suites de coups et de foulures des tendons quand l'inflammation n'est pas encore déclarée. (Voyez du reste, *Contusions*, *Efforts*, *Entorses.*)

Toux. Mouvement convulsif de la gorge et de la poitrine, qui reconnaît pour causes toutes celles qui peuvent produire de l'irritation dans ces parties. La toux n'est pas une maladie proprement dite, mais un symptôme commun à toutes les maladies dans lesquelles les organes de la respiration se trouvent intéressés. La toux exige l'emploi des adoucissans et des calmans toutes les fois qu'elle est sèche, et des légers stimulans quand elle est accompagnée d'une expectoration copieuse.

Tranchées ou coliques. Contractions spasmodiques avec inflammation, des intestins, produites par la présence de corps étrangers ou de tout autre principe irritant. Les tranchées peuvent être divisées, en raison de la diversité de leurs causes, en six classes principales : tranchées de froid, d'indigestion, de vents, d'échauffement, de vers, tranchées inflammatoires appelées vulgairement tranchées rouges.

Les tranchées s'annoncent généralement, sauf quelques modifications, par les signes suivans : Le cheval est tourmenté, se remue de côté et d'autre; râcle ou frappe la terre avec le pied, fait quelquefois des efforts inutiles, regarde ses flancs, se frappe le ventre avec les pieds de derrière, tombe dans des sueurs d'abord chaudes, puis froides; se couche et se lève fréquemment, se roule sur le dos, et finit quelquefois par être attaqué de convulsions affreuses. Si, aux symptômes ci-dessus se joignent des excrétions noires et fétides, c'est un signe certain de gangrène, et il n'y a plus aucun remède à tenter.

Les tranchées présentent à peu près toutes les mêmes indications : détruire la cause première de l'irritation et calmer sur-le-champ les effets; on y parviendra plus sûrement par la diète, les adoucissans en boissons et en lavemens, et en débarrassant les intestins, que par les remèdes échauffans, qui, administrés sans discernement, ne feraient que rendre le mal incurable. Ceux-ci du moins ne peuvent être employés quelquefois, que quand les symptômes inflammatoires sont sensiblement diminués.

Quand les tranchées proviennent de refroidissement, il faut couvrir le cheval, lui faire boire une bouteille de vin, ou mieux encore, de l'eau blanche chaude, dans laquelle on pourra mettre ou un verre d'eau-de-vie ou quatre onces de teinture balsamique n° 41 : si, au bout de quelques instans, les accidens augmentent au lieu de diminuer, il faudra saigner le cheval et lui faire prendre des lavemens de graine de lin, avec de quatre à huit onces d'huile de lin, de noix, ou de toute autre que l'on aura sous la main.

Si les tranchées proviennent d'indigestion, il faut tâcher de faire boire peu à peu au cheval quelques pintes d'eau tiède, et lui donner des lavemens d'eau de savon jusqu'à ce qu'il s'ensuive des évacuations copieuses. Alors seulement on pratiquerait la saignée, si elle était nécessaire, et l'on pourra administrer le breuvage ci-dessus quand les symptômes inflammatoires auront disparu. Il sera bon de tenir le cheval au régime pendant quelques jours.

Les tranchées d'échauffement, faciles à reconnaître à l'état de constipation qui les a précédées, ne demandent communément que la diète, l'eau blanche chaude en abondance, et les lavemens de savon, que l'on pourra rendre un peu purgatifs sur la fin ; mais, comme en pareil cas les matières amoncelées dans le gros intestin peuvent empêcher le passage des lavemens, il faudra commencer par le vider.

Les tranchées de vents sont toujours une suite de mauvaises digestions ; elles demandent par conséquent à peu près le même traitement que celles d'indigestion. On peut promener un peu le cheval, et lui donner l'éther à la dose d'une once dans un peu d'infusion émolliente ; il faudra ensuite lui donner une meilleure nourriture pour éviter les rechutes, et le tenir au régime pendant quelques jours.

Des purgatifs violens, un poison, l'usage d'alimens échauffés, de l'avoine mangée avec excès, surtout si elle est nouvelle ; l'existence d'une autre maladie aiguë ; la violence extrême des symptômes, etc., sont autant de causes et d'indices des tranchées rouges ou inflammatoires. Il faut saigner de suite une ou plusieurs fois, selon l'urgence, pourvu que l'estomac ne soit pas plein ; faire boire au cheval force décoction de graine de lin blanchie, et lui donner quelques lavemens émolliens dans lesquels on ajoutera un peu de vinaigre. Si ces moyens ne suffisent pas, on pourra tenter le breuvage n° 48, et le lavement n° 49. Mais ces remèdes et tous les autres anodins, très propres à dissiper l'état de spasme et d'irritation qui persiste quelquefois longtemps à la suite de violentes tranchées ; ces remèdes, dis-je, seraient nuisibles si on les employait trop tôt, parce qu'ils prolongeraient le mal en paralysant l'action intestinale. Les tranchées rouges peuvent aisément amener la gangrène si l'on n'y remédie à temps.

Les tranchées de vers demandent le même traitement que la maladie principale. (Voyez *Vers*.)

Transpiration arrêtée. La transition subite de l'état de sueur au froid, est pour le moins aussi pernicieuse pour les animaux que pour l'espèce humaine. Lors donc qu'un cheval se trouvera dans ce cas, il faudra lui faire avaler sur-le-champ une bouteille de vin chaud, s'il n'y a aucun signe d'inflammation ; le bien couvrir, et lui donner quelques instans après de l'eau blanche chaude.

Traversine. Crevasse qui se forme au-dessus et en travers du boulet aux pieds de derrière. (Voyez *Crevasses*.)

Tumeurs. Gonflement surnaturel de la peau et des parties charnues. Les tumeurs peuvent se diviser en deux grandes classes : tumeurs inflammatoires et tumeurs lymphatiques. Les premières, formées par la stagnation du sang dans les parties tuméfiées, sont toujours accompagnées de symptômes inflammatoires, et se subdivisent en tumeurs phlegmoneuses et érysipélateuses (voyez *Inflammation*) : les secondes sont produites par l'infiltration ou l'épaississement de la lymphe, sans inflammation, et comprennent principalement les tumeurs œdémateuses, les tumeurs dures des glandes et tendons, les tumeurs sarcomateuses, qui ne sont autre chose qu'un épaississement de la peau. Les tumeurs inflammatoires se terminent comme toute inflammation en général; les tumeurs œdémateuses se terminent par résolution ou par ulcération; les tumeurs dures, par résolution, ulcération ou induration : les tumeurs sarcomateuses disparaissent rarement à moins qu'on ne les enlève.

La résolution est la terminaison la plus favorable des tumeurs inflammatoires, surtout quand elles ont leur siége aux jambes ou sur quelque partie très essentielle; on emploiera pour l'obtenir les moyens généraux et locaux prescrits ailleurs (voyez *Inflammation* et *Contusions*); on ne négligera pas surtout la saignée, la diète et tous les autres moyens propres à calmer l'inflammation.

Les tumeurs critiques déterminées par une maladie interne, et celles qui ne cèdent pas dès les premiers jours aux moyens ci-dessus désignés, doivent être amenées promptement à suppuration, tant afin d'abréger les souffrances de l'animal, que pour éviter des désordres plus graves. On frottera, si l'on veut, la tumeur avec de l'onguent suppuratif, et on la recouvrira du cataplasme maturatif n° 5o, que l'on aura soin de renouveler trois ou quatre fois par jour. Si le siége de la tumeur ne permet pas l'application du cataplasme, on la frottera fréquem-

ment avec de l'huide très chaude à laquelle on
pourra ajouter un peu de suppuratif.

On reconnaît qu'une tumeur se terminera par
suppuration, lorsque le gonflement, la tension de
la peau et la chaleur vont en augmentant : ces
symptômes commencent ensuite à décroître quand
l'abcès est formé, en sorte que l'on juge qu'il est
mùr lorsque son centre cède aisément à la pression
du doigt, et que l'on sent de la fluctuation.

Il faut alors l'ouvrir à fond dans toute sa longueur,
presser légèrement les bords de la plaie pour la
vider, la panser avec des plumasseaux de térébenthine recouverts d'un cataplasme émollient, et la
conduire absolument de même que toute plaie en
suppuration, en ayant soin toutefois de ne pas la
laisser cicatriser avant que la tumeur ne soit entièrement fondue. Il est bon d'observer qu'il n'est
pas moins dangereux d'ouvrir un abcès avant qu'il
ne soit parfaitement mùr, que d'attendre trop tard
pour le faire. (Voyez *Plaie*, *Gangrène*, *Ulcère*.)

Les tumeurs œdémateuses sont une véritable hydropisie locale qui dégénère parfois en ulcères de
mauvais caractère. Il faut donc faire en sorte de les
résoudre le plus promptement possible, et traiter
les plaies comme de véritables ulcères, si l'on ne
peut prévenir leur formation. (Voyez *Hydropisie*,
Ulcère.)

Les tumeurs des glandes et tendons demandent
l'emploi des fondans à l'extérieur, et au-dedans celui

des purgatifs. Comme ces tumeurs proviennent souvent d'oisiveté, de mauvaise nourriture ou du séjour d'une écurie malsaine, il faut avant tout détruire la cause qui les a produites.

Ulcère. Sorte de plaie d'où découle habituellement un pus de mauvaise qualité. Les ulcères proviennent d'une cause interne qui a déterminé l'ulcération de la peau, ou sont la suite d'une plaie ancienne. Ils diffèrent essentiellement de la plaie proprement dite, par une carnation molle, baveuse, blanchâtre ou livide; par l'humeur liquide, de mauvaise couleur, qui en découle; par la difficulté que l'on éprouve à les cicatriser, etc.; ils attaquent toutes les parties solides sans exception, et sont par cela même plus ou moins rebelles.

Dans le traitement des ulcères en général, il faut s'attacher à dépurer la masse des humeurs par quelques remèdes appropriés à la cause première du mal (voyez *Gale*, *Farcin*, *Morve*, etc.); corriger la mauvaise qualité du pus, déterger la plaie, procurer une bonne suppuration, qui peut seule amener la régénération des chairs et produire une bonne cicatrice. On remplira la première indication, d'où découlent naturellement toutes les autres, par l'emploi sagement combiné de quelques purgatifs toniques, d'un bon régime, et de dépuratifs dont la force doit être appropriée à la gravité des circonstances.

On pansera les plaies avec la térébenthine ou les digestifs, on les lavera fréquemment avec le vin tiède miellé, ou avec quelque décoction aromatique animée d'eau-de-vie camphrée; on détruira régulièrement les chairs baveuses et callosités, soit avec l'instrument tranchant, soit avec le feu, la pierre infernale, l'alun calciné, le vitriol bleu ou tout autre caustique : si ces moyens ne suffisent pas pour produire un amendement sensible, on pourra panser l'ulcère avec l'ægyptiac, ou avec des plumasseaux imbibés de teinture de myrrhe mêlée avec l'essence de térébenthine, et recouvrir ceux-ci d'un autre plumasseau chargé de suppuratifs. On achevera la cure par les procédés ordinaires, lorsque la plaie sera devenue vive et la suppuration de bonne qualité.

Quand l'ulcère offre des sinuosités ou ramifications profondes, il faut ouvrir celles-ci dans toute leur longueur, si on peut le faire sans danger pour les parties voisines, sinon introduire les médicamens jusque dans le fond de la cavité sous forme d'injections. Si la plaie est fistuleuse, c'est-à-dire profonde et très étroite d'ouverture, il faut l'élargir soit avec le bistouri, soit avec un caustique, et y faire des injections convenables si l'on ne peut introduire des plumasseaux jusqu'au fond. On ne doit songer à cicatriser les ulcères que lorsque la plaie est parfaitement nettoyée et en bon train de guérison. Toute tentative antérieure serait inutile et nuisible.

La térébenthine, l'ægyptiac et autres compositions détersives et un peu caustiques; les teintures de myrrhe ou d'aloès, l'essence de térébenthine, tous les médicamens à la fois résineux et spiritueux , et notamment la teinture d'euphorbe n° 51 , sont particulièrement très utiles dans le pansement des ulcères qui intéressent la corne, les cartilages, les articulations , les os ou les tendons : il n'en serait pas de même des corps gras ; ceux-ci ne doivent être employés en pareil cas, que lorsqu'il ne reste pas d'autre moyen d'améliorer la suppuration.

Urine. (Voyez *Maladies des reins , Rétention d'urine.*)

Varice. Dilatation surnaturelle d'une veine , avec ou sans rupture de ce vaisseau. On donne plus spécialement ce nom, en maréchallerie, à un gonflement de la veine qui passe à la face interne du jarret. Ce mal étant produit par un relâchement des tissus , demande l'application de topiques fortement astringens , ou même celle du feu.

Vers. On peut présumer qu'un cheval est attaqué de cette maladie quand il est sujet aux tranchées , qu'on le voit perdre l'appétit et dépérir sans autres causes apparentes ; il n'y a plus de doute quand l'on trouve des vers attachés autour du fondement ou mélangés dans la fiente. Lorsque la maladie est compliquée de violentes tranchées , il faut d'abord pallier cet accident par les moyens ordinaires ; et recourir ensuite aux vermifuges tels que l'absinthe, la petite centaurée, la graine contre les vers et les autres amers, en poudre ou en décoction : M. Lafosse recommande, comme un excellent vermifuge, la suie de cheminée administrée en poudre à la dose de deux à trois onces dans une demi-pinte de lait tiède.

Vertigo ou *vertige*. Sorte de délire, tantôt tranquille, tantôt furieux, occasionné par un état inflammatoire du cerveau. On en reconnaît deux sortes, l'essentiel est le symptomatique : dans le vertige essentiel, le cerveau a été directement offensé, soit par un épanchement de sang ou de sérosités, à la suite de contusions à la tête ; soit par l'inflammation des enveloppes qui le recouvrent, et l'engorgement des vaisseaux qui s'y distribuent, à la suite d'un coup de soleil, etc. ; soit par toute autre cause locale : dans le symptomatique, au contraire, l'embarras du cerveau provient d'une cause plus éloignée, telle qu'une fièvre, ou l'obstruction des gros intestins par suite d'indigestion ou d'une constipation opiniâtre.

Le cheval atteint de cette maladie, est triste, dégoûté, abattu ; il laisse quelquefois tomber sa tête dans la mangeoire, ou la tient très élevée, le nez tendu vers le râtelier ; il s'appuie contre tout ce qui se trouve auprès de lui, comme pour ne pas tomber ; se recule en tirant fortement sur sa longe, et se jette ensuite brusquement en avant ; ses yeux sont égarés, sa démarche chancelante, ses jambes roides ou tremblantes ; il ne peut faire quelques pas sans risquer de tomber : quelquefois il se jette de lui-même à terre ou se heurte violemment la tête.

Cette maladie demande de prompts secours, et

particulièrement des saignées copieuses et réitérées, la diète, les boissons rafraîchissantes et les lavemens. Si elle reconnaît pour cause l'engorgement des gros intestins, ou la plénitude de l'estomac, il faudra, avant tout, débarrasser ces viscères (voyez *Indigestion, Constipation*), et ne recourir à la saignée, si toutefois elle est encore nécessaire, qu'après avoir rempli cette première indication. Dans tous les cas, on fera bien de passer, après avoir administré les premiers secours, un séton à chaque fesse et un à l'encolure. Il ne faudra pas négliger d'attacher le cheval de manière à ce qu'il ne puisse se blesser, et de garnir de paille tous les corps durs contre lesquels il pourrait se heurter.

Vessigon. Tumeur molle et lymphatique qui survient entre l'os du jarret, proprement dit, et le bas du tibia, à la suite d'un effort ou de toute autre cause semblable. On le nomme simple quand il n'existe que d'un côté, et chevillé quand il se manifeste à la fois en dehors et en dedans. Le vessigon étant le résultat d'un relâchement, demande l'emploi des linimens savonneux camphrés, de celui d'alcali volatil et d'huile ; en un mot, de tous les moyens externes propres à redonner du ton aux parties, la compression, le feu.

Yeux. (Voyez *Maladies des yeux*.)

FORMULES DES PRÉPARATIONS MÉDICAMENTEUSES PRESCRITES DANS CE MANUEL.

1.

Prenez, noix de galle concassée, alun et vitriol vert, de chaque, deux onces : faites bouillir dans deux pintes d'eau. (La Guérinière.)

2.

Alun, quatre onces ; vitriol bleu et blanc, de chaque, deux onces ; bol d'Arménie en poudre, une once : mêlez le tout dans une pinte d'eau. (Clater, *Vétérinaire domestique.*)

3.

Vert-de-gris et vitriol vert en poudre, deux onces de chaque : incorporez avec quatre onces de miel. (La Guérinière.)

4.

Gousses d'ail coupées en tranches minces, une livre ; faites infuser pendant douze heures dans une livre et demie d'eau bouillante ; passez en exprimant, et faites cuire en sirop avec deux livres de cassonade rouge.

5.

Prenez la quantité d'eau de fontaine qui vous

sera nécessaire, et faites-y fondre autant de sel ammoniac ou de sel de cuisine qu'elle en pourra dissoudre.

6.

Fort vinaigre, un quart de litre; alun brûlé et sel commun, une once de chaque; bol d'Arménie en poudre, demi-once : mêlez. (Clater.)

7.

Ægyptiac, quatre onces; alun en poudre, demi-once; vitriol bleu et blanc, aussi en poudre, de chaque, deux gros : mêlez. (Clater.)

8.

Eau-de-vie camphrée, douze onces; teinture d'aloès, quatre onces : mêlez.

9.

Mercure doux, un gros; oxide rouge de mercure, vingt-quatre grains; soufre doré d'antimoine, savon de Castille, gingembre, gomme de gayac; de chaque, deux gros. Incorporez le tout ensemble avec un peu de miel, pour une pilule. (Clater.)

10.

Aloès des Barbades, sept gros; résine de jalap, gingembre et savon de Castille, de chaque, deux gros; huile de sassafras, un gros : faites du tout une pilule avec un peu de miel. (Clater.)

11.

Quinquina en poudre, quatre onces; nitre puri-
fié, une once; camphre broyé avec un peu d'esprit-
de-vin, demi-once : incoporez le tout avec un peu de
miel pour faire une masse que l'on divisera en
quatre pilules.

12.

Goudron et sain-doux, de chaque, quatre onces;
térébenthine, une once : faites fondre le tout dans
une cuiller de fer. (Clater.)

13.

Extrait de saturne, deux onces; eau-de-vie camphrée, quatre onces; eau, une demi-pinte : mêlez.

14.

Céruse, une livre; sel de saturne et vitriol blanc,
de chaque, deux onces : broyez sur un porphyre
en ajoutant quantité suffisante d'huile d'olive, pour
en faire une pâte claire que vous incorporerez avec
quatre livres de sain-doux et quatre onces de cire
fondues ensemble.

15.

Poudre à canon écrasée, douze onces; sel marin,
une livre; tabac en poudre et vitriol blanc, de
chaque, quatre onces; poivre et sel ammoniac, de
chaque, une once : incorporez le tout avec suffi-

sante quantité de miel ou de graisse pour en faire
une pommade, ou bien délayez toutes les poudres
dans trois pintes d'eau-de-vie.

16.

Aloès, douze gros; séné en poudre, une once;
mercure doux, un gros : réduisez le tout en pilules
avec suffisante quantité de miel.

17.

Alun et vitriol vert, de chaque, huit onces; noix
de galle, quatre onces; sublimé corrosif, une once :
réduisez le tout en poudre fine et l'incorporez dans
deux livres de miel (La Guérinière). Cette composition est un violent poison par rapport à la quantité
de sublimé qui y entre. L'alun ou le vitriol séparément rempliraient le même but.

18.

Mettez du savon râpé dans une bouteille; ajoutez-y
de l'eau-de-vie fortement camphrée, la quantité nécessaire, et battez le tout jusqu'à ce que le savon
soit fondu.

19.

Miel commun, sain-doux et térébenthine, parties
égales : faites fondre le tout à petit feu pour en
faire un mélange homogène.

20.

Cumin, coriandre et galenga, de chaque, une once : réduisez le tout en poudre, mêlez, et partagez en deux doses. (Lafosse.)

21.

Racine de salsepareille, trois onces ; foie d'anti-moine, une once : pulvérisez, mêlez, et partagez en deux doses.

22.

Herbes aromatiques sèches, deux onces ; écorce de chêne en poudre, une once : faites bouillir dans une pinte et demie de vin rouge jusqu'à réduction d'un tiers ; passez la décoction et y ajoutez une once d'alun et quatre onces d'eau-de-vie camphrée : on emploiera cette décoction froide.

23.

Essence de térébenthine et teinture d'aloès, de chaque, parties égales : mêlez.

24.

Versez petit à petit une once d'huile de vitriol sur deux onces d'essence de térébenthine, et remuez jusqu'à ce que le mélange soit parfait.

Ou bien, incorporez de la même manière une once d'huile de vitriol avec quatre onces d'huile de lin ; ajoutez deux onces d'huile de térébenthine,

et, quand le tout sera bien incorporé, vous le dé-
layerez avec huit onces de la même huile de lin.
(Clater.)

25.

Fleurs de mauve, de camomille et de sureau,
ensemble, une forte poignée : faites infuser dans
une pinte d'eau bouillante. Quand vous voudrez
vous servir de l'infusion, faites-en chauffer une
partie, dans laquelle vous ajouterez ensuite un peu
d'eau-de-vie camphrée.

26.

Aloès et rhubarbe en poudre, de chaque, une
once ; résine de jalap, deux gros ; tartrite antimonié
de potasse, un gros : incorporez le tout avec suffisante quantité de miel pour en faire une ou plusieurs pilules, pour deux doses.

27.

Faites bouillir pendant quelques instans , deux
fortes poignées de feuilles de laitue verte dans une
pinte d'eau, et ajoutez une demi-once d'iris concassée en retirant le vase du feu. Passez la décoction
quand elle sera froide, et y ajoutez un gros de
camphre dissous dans une once d'esprit-de-vin, avec
une demi-once d'extrait de saturne. Si ce collyre
augmentait l'inflammation, on le remplacerait par
la décoction émolliente ou celle de laitue, jusqu'à
ce qu'elle commençât à diminuer.

28.

Séné du Levant, mondé, deux onces : jetez-le dans une pinte d'eau bouillante, et laissez infuser hors du feu pendant deux heures : passez, et exprimez le marc ; mêlez dans la colature quatre onces de sel de Glauber, autant d'électuaire lénitif ; quatre gros de sel de tartre ; deux gros d'aloès en poudre, et un grand verre d'eau-de-vie. Administrez ce breuvage tiède. (Clater.)

Cette potion, administrée le soir, opère ordinairement le lendemain. L'auteur la recommande à la suite des maladies inflammatoires, et comme très propre à prévenir la fourbure et autres accidens analogues, après une fatigue excessive. Il faut, dans ce cas, la faire avaler au cheval dès qu'il commence à se rafraîchir.

29.

Faites cuire quatre poignées d'herbes émollientes ou de feuilles de laitue, et douze têtes de pavot écrasées, dans quatre pintes d'eau ; ajoutez une poignée de fleurs de sureau et autant de celles de camomille, en retirant le vase du feu ; passez, au bout d'une demi-heure d'infusion hors du feu, et employez cette décoction tiède.

30.

Triturez une demi-once de camphre avec suffisante quantité d'huile pour la réduire en pâte, et incorporez-y , onguent populéum et d'althéa , de chaque trois onces.

31.

Triturez une once de camphre avec quatre onces de térébenthine , et ajoutez-y la quantité de gomme arabique en poudre nécessaire pour faire une masse que vous diviserez en douze pilules.

32.

Battez une once ou une once et demie de baume de soufre avec un jaune d'œuf, et incorporez-le avec une poignée de farine d'orge mouillée, ou le délayez dans une pinte d'eau blanche. Si la toux est fréquente et sèche , on emploiera une forte décoction de têtes de pavots , miellée et chaude.

33.

Electuaire Mithridate, une once ; sel de tartre, deux gros ; huile d'olive, quatre onces ; infusion de rue , une livre environ. Mêlez , pour faire avaler tiède une ou deux fois le jour. En cas de forte fièvre, on substituera le breuvage suivant à celui-ci.

34.

Mithridate, une once ; quinquina en poudre, demi-once ; alcali volatil , une once ; huile de castor, huit onces. Mêlez le tout dans une pinte de gruau tiède. (Clater.)

Il me semble que cette recette peut être, sans inconvénient, modifiée ainsi : Mithridate, une once ;
quinquina, deux onces ; alcali volatil, quatre gros ; le
tout mélangé à froid, à cause de l'alcali volatil,
dans une pinte de décoction d'absinthe et de rue.

35.

Térébenthine fine, savon de Castille, nitre puri-
fié, fleurs de soufre, foie d'antimoine lavé et por-
phyrisé, gingembre ; de chaque, quatre onces. Réduisez en poudre fine toutes les substances sèches ;
arrosez le camphre de quelques gouttes d'esprit-de-
vin pour pouvoir le pulvériser, et incorporez-le
avec la térébenthine ; ajoutez successivement le savon râpé, les poudres, et battez le tout pendant
long-temps, avec une suffisante quantité de miel pour
en faire une masse pilulaire à partager en quatorze doses. (Clater.)

36.

Baies de genièvre, huit onces ; sommités sèches
de romarin et de sauge, de chaque quatre onces ;
sucre, quatre onces ; myrrhe ou encens, deux onces.
Coupez menu les herbes, concassez les baies, le
sucre et la résine ; mêlez le tout et le conservez pour
l'usage. On peut varier à l'infini le nombre et les
proportions des substances aromatiques, n'en employer même qu'une seule ; mais cette recette est
fort bonne.

37.

Teinture de benjoin, une once; teinture de myrrhe et miel rosat, de chaque, demi-once.

38.

Santal rouge, baies sèches de laurier, bol d'Arménie, le tout en poudre fine, deux onces de chaque; incorporez le tout avec quatre onces de térébenthine de Venise, et faites fondre cette pâte dans une pinte d'eau blanche, sur les cendres chaudes (Clater). L'auteur prescrit du *vieux lait*, au lieu d'eau blanche. Ce breuvage s'administre tiède, et on le répète de trois en trois jours jusqu'à guérison. Dans le pissement de sang, une ou deux doses suffisent ordinairement, selon cet auteur; mais il faut remarquer que c'est un remède irritant qui ne pourrait convenir que dans un petit nombre de cas.

39.

Herbes émollientes fraîches et hachées, deux ou trois poignées; farine de lin ou d'orge, quatre onces. Faites cuire les herbes dans suffisante quantité d'eau; délayez-y ensuite la farine, de manière à faire du tout une bouillie claire; faites cuire à petit feu en consistance de cataplasme, et ajoutez-y, si vous le jugez à propos, environ une once d'extrait de saturne.

40.

Deux ou trois poignées d'herbes émollientes, douze têtes de pavots écrasées, quatre onces de farine d'orge ou de lin. Faites comme ci-dessus un cataplasme dans lequel vous incorporerez, au moment de l'employer, une once de camphre trituré avec un ou deux jaunes d'œufs. Ce cataplasme ne peut se réchauffer quand le camphre y est ajouté.

41.

Résine de benjoin, six onces; aloès et baume de Tolu, de chaque, trois onces; styrax, encens et myrrhe, de chaque, deux onces; esprit-de-vin, quatre pintes : pulvérisez les résines, et faites digérer le tout à la chaleur des cendres chaudes, dans une grande bouteille de verre recouverte d'un parchemin mouillé, en remuant de temps à autre. Filtrez après trois ou quatre jours de digestion. (Clater.)

Cet élixir, connu en Angleterre sous le nom de *baume des moines*, est vanté par l'auteur; non seulement comme souverain pour résoudre les contusions récentes, et cicatriser toutes les espèces de plaies, notamment des articulations et tendons; mais encore comme éminemment stomachique, cordial et antiventeux. On peut le prendre à l'intérieur à la dose de trente à quatre-vingts gouttes; celle d'un cheval ou de tout autre gros bétail est de deux à quatre onces.

42.

Basilicum et térébenthine, de chaque, quatre onces; trois jaunes d'œuf; eau-de-vie camphrée, deux onces : mêlez. Cet onguent est très propre à déterger les plaies, procurer une suppuration louable, et favoriser la régénération des chairs : le suivant est, en outre, très propre à prévenir la formation des chairs baveuses et la gangrène.

43.

Ægyptiac et basilicum, de chaque, quatre onces; huile de térébenthine, deux onces; quatre gros de camphre incorporés avec deux ou trois jaunes d'œuf : mêlez.

44.

Miel et térébenthine fine, de chaque, quatre onces; teinture de myrrhe ou d'aloès, deux onces; alun en poudre, une once : mêlez. On peut substituer l'ægyptiac au miel, surtout si la plaie est grave.

45.

Incorporez deux gros de térébenthine, ou un gros de baume de soufre térébenthiné, avec quatre onces de miel; délayez le tout avec une pinte d'infusion tiède de genièvre ou de sauge.

46.

Ægyptiac, quatre onces; essence de térébenthine,

trois onces; teinture de benjoin, une once : mêlez.
(Clater.)

47.

Racine de guimauve en poudre et savon blanc, de
chaque, un livre : incorporez le tout avec suffisante
quantité de miel pour faire des pilules de deux onces.

48.

Huile d'amandes douces, huit onces; sirop de
miel, quatre onces; teinture d'opium, quatre gros :
mêlez, pour faire avaler en une ou deux doses.

49.

Triturez deux gros de camphre avec un jaune
d'œuf; ajoutez-y une demi-once de teinture d'opium
et suffisante quantité de décoction de graine de lin
pour un demi-lavement.

5o.

Écrasez dans un mortier quatre gros ognons cuits
sous la cendre; faites-les cuire avec quatre onces de
farine d'orge ou de lin, et suffisante quantité d'eau,
pour un cataplasme auquel vous ajouterez quatre
onces de vieux-oing en le retirant du feu : appliquez
très chaud.

51.

Euphorbe en poudre, trois onces; myrrhe en poudre et sel de tartre, de chaque, une once; camphre,

une demi-once. Faites digérer le tout pendant une semaine, à la chaleur du soleil ou des cendres chaudes, dans une livre d'esprit-de-vin.

52.

Aloès, de huit à douze gros; savon blanc, une once; sel de tartre, un gros. Faites du tout une pilule avec suffisante quantité de miel; ou bien, incorporez l'aloès pulvérisé avec quatre onces de miel; ajoutez-y le savon râpé : délayez le tout avec une pinte d'eau chaude, et faites avaler de suite au cheval.

Aloès, quatre à six gros; rhubarbe en poudre et savon blanc, de chaque, une once : employez comme ci-dessus.

Aloès, quatre gros; extrait de séné, de six à huit gros; savon blanc, une once : employez comme ci-dessus. Les deux dernières formules conviennent très bien pour les chevaux peu étoffés. Quoiqu'il ne soit pas très facile de faire avaler des pilules à un cheval, l'aloès étant extrêmement âcre et amer, il vaut mieux l'employer de cette manière qu'en breuvage. Le sel de tartre lui sert de correctif.

TROISIÈME PARTIE.

CHAPITRE VI.

DES MOYENS DONT ON SE SERT POUR DRESSER LES CHEVAUX.

De la longe, du caveçon, des piliers.

La longe est une longue corde de la grosseur du petit doigt, au bout de laquelle est une boucle attachée à un cuir que l'on passe dans l'anneau du milieu du caveçon. Elle est très commode pour les jeunes chevaux que l'on veut trotter sur un cercle pour les assouplir ; pour ceux qui sont rétifs, ramingues, ou qui retiennent leurs forces par malice : elle sert encore à plusieurs usages.

Il y a deux sortes de caveçon : celui de cuir et celui de fer. Le premier est une sorte de muserolle qui entoure le nez du cheval, avec deux bandes qui montent sur les côtés pour s'attacher à une têtière derrière les oreilles, et un frontal sur le devant. Le caveçon de fer ne diffère de celui-ci qu'en ce que

la muserolle est formée par une bande de fer sur
le devant. Ce caveçon est garni de trois anneaux
de fer, dont un de chaque côté, et le troisième au
milieu sur le nez.

Les effets du caveçon diffèrent essentiellement de
ceux de la bride, en ce que celle-ci agit directement
sur les barres de la bouche, au lieu que l'action de
celui-là porte tout entière sur le nez. Or, cette
partie étant beaucoup moins sensible que la première, le caveçon donne les moyens de plier un
cheval encore neuf à tous les mouvemens que l'on
veut lui faire exécuter, sans lui fatiguer la bouche;
le prépare aux effets de la bride, et ménage la bouche des chevaux que l'on confie à des commençans.

Les piliers sont deux poteaux ronds, de six pieds
de haut, plantés au milieu d'un manége à cinq pieds
l'un de l'autre, terminés par une tête, et percés de
trous ou garnis d'anneaux dans leur hauteur. On
attache entre ces deux piliers, par les anneaux de
côté du caveçon, le cheval que l'on veut dresser au
piaffer, ou à certains airs relevés, ou à qui l'on veut
donner de la vigueur. Mais ce moyen, vanté par
d'habiles écuyers, blâmé par d'autres, demande de
la part de celui qui donne la leçon, beaucoup de
tact, d'expérience, et une grande habitude dans
l'art de manier à propos la chambrière : car sans ces
qualités, la leçon des piliers pourrait fort bien ne servir qu'à fausser l'intelligence du cheval ou à le confirmer dans les défauts que l'on voudrait corriger.

De la bride, du mors, et de leurs divers effets.

La bride doit être, dans la main d'un habile écuyer, non un instrument de contrainte, mais une aide et un moyen d'avertissement. Elle se compose de quatre parties principales, qui sont: le mors, les branches, la gourmette et les rênes; les brides françaises ont en outre une muserolle, une sous-gorge, un frontail et une têtière. Les brides anglaises ont quatre rênes au lieu de deux, un bridon indépendamment du mors, et point de muserolle.

Le mors, ou embouchure, est un morceau de fer tantôt droit, recourbé ou articulé, que l'on met dans la bouche du cheval. Cette pièce se nomme le *canon*; les deux extrémités, où sont attachées les branches, les *fonceaux*; et la partie qui appuie directement sur les barres, le *talon*.

Après avoir beaucoup diversifié la forme des mors, on s'est arrêté à trois principales, qui sont généralement adoptées aujourd'hui, savoir: le mors simple, brisé dans le milieu, ce qui le rend la plus douce des embouchures; le mors à trompe, ou d'une seule pièce légèrement courbée à angle obtus, qui est le plus dur de tous; le mors à gorge de pigeon ou liberté de langue, assez courbé pour que la langue puisse se loger dans l'espace vide du milieu. Celui-ci est le plus généralement usité; le mors à canon

simple ou brisé convient davantage aux jeunes chevaux qui ne sont pas encore bien habitués à sentir
le fer dans la bouche. « Rien n'est plus important
pour un cavalier que de connaître l'effet des différens mors sur la bouche de son cheval ; car c'est de
la manière dont cette partie de la bride est ordon-
née, que dépend l'obéissance du cheval, et souvent
la sûreté du cavalier. » Cette connaissance ne s'ac-
quiert que par l'habitude : on attribue souvent à
l'insuffisance du mors ce qui n'est que l'effet de
l'ignorance du cavalier.

Les branches sont deux montans de fer auxquels
le canon est attaché par les fonceaux ; c'est par elles
que le mors tient à la bride et que la main du cavalier fait jouer l'embouchure. On faisait autrefois des
branches contournées de diverses manières et très
compliquées ; aujourd'hui on se sert généralement
de branches toutes droites, ou *à l'anglaise* : on y
distingue trois parties principales : l'œil, qui est un
trou placé au bout de la courte extrémité ; le corps
ou *banquet*, où s'attachent les fonceaux ; l'anneau
du touret, à l'opposé de l'œil. L'écartement des
branches, et par conséquent la longueur de l'embouchure, doivent être proportionnés à la conformation de la bouche du cheval. Le porte-mors ou montant de la bride, est une petite courroie qui part
de chaque œil et va s'attacher aux rênes.

La gourmette est une chaîne de fer composée de

mailles, de maillons, d'une S et d'un crochet, qui passe derrière la barbe et s'attache à l'œil de chaque branche.

Les rênes sont deux longues courroies qui, d'un bout s'attachent au touret, et se joignent de l'autre dans la main du cavalier. Dans la bride anglaise, la seconde paire de rênes s'attache au bridon.

En récapitulant ce qui vient d'être dit sur les quatre parties de la bride, on voit qu'elle se compose : d'un mors destiné à appuyer sur les barres à un doigt au-dessus du crochet, afin de faire connaître au cheval, par les divers degrés de pression imprimée à cette partie très sensible de la bouche, la volonté de son cavalier ; de deux branches, qui sont les leviers moteurs de ce mors ; d'une gourmette, qui en augmente l'action, et la seconde en pressant elle-même la barbe chaque fois que le cavalier fait sentir le mors ; enfin des rênes, qui sont les moteurs de toutes les autres parties de la bride.

Le bridon est une sorte de canon brisé fort mince, monté sans branches, sans muserolle et sans gourmette, et qui porte plutôt sur les lèvres que sur les barres : on s'en sert pour les jeunes chevaux que l'on commence à dresser et à qui l'on n'a pas encore mis de fer dans la bouche. Le bridon que l'on ajoute généralement aujourd'hui à la bride ordinaire, est presque indispensable, en ce que, si la bride éprouve un accident qui la rende inutile, le cavalier recourt de suite au bridon, et n'est pas à la merci de son cheval. Il offre d'ailleurs le moyen de soulager la bouche, en se servant alternativement de la bride et du bridon.

Du choix de la bride selon la qualité de la bouche.

Il faut, dit M. *de la Guérinière*, de qui j'emprunte cet article; il faut ajuster un mors selon la structure intérieure de la bouche du cheval, les branches suivant la proportion de l'encolure, et la gourmette suivant la sensibilité de la barbe.

Le mors doit porter sur les barres à un doigt au plus des crochets de la mâchoire inférieure; car s'il portait plus haut, il froncerait les lèvres, ce qui aurait fort mauvaise grace, et d'ailleurs les meurtrirait. Il faut, pour que l'embouchure soit bien assise en son lieu propre, que le talon soit tout droit depuis le banquet jusqu'à la naissance de la liberté de langue, c'est-à-dire dans une longueur de dix-huit lignes ou environ, sinon l'action en serait fausse dans la bouche. Il faut encore que l'appui se fasse à un demi-doigt de la naissance de cette liberté, autrement les barres et la langue seraient blessées ; que la lèvre du cheval soit si exactement logée, que l'on ne voie pas du tout l'embouchure ; enfin que toutes les pièces du mors soient bien polies et bien jointes. La gourmette doit porter à plat immédiatement au-dessous de l'os de la barbe; car plus haut ou plus bas, son effet serait à peu près nul.

La force du mors doit être proportionnée à la grandeur de la bouche. Quand l'on donne trop de fer, c'est-à-dire un canon trop gros à une bouche peu fendue, il fait nécessairement froncer la lèvre ; si au contraire il n'est pas assez fort pour la fente de la bouche, il entre trop avant, et l'on dit alors que le cheval *boit sa bride*.

Quoiqu'une bonne bouche ne s'offense d'aucun mors, il vaut mieux lui en donner un doux, afin de la conserver long-temps en bon état. Quant aux chevaux qui ont la bouche défectueuse ou qui s'arment, il faut corriger ces défauts par la forme particulière de leur embouchure.

On nomme bouches égarées ou trop sensibles, celles qui ne peuvent supporter l'action du mors. Cette excessive sensibilité, qui provient ou de barres trop élevées et tranchantes, ou de blessures causées par une mauvaise embouchure, fait qu'au moindre mouvement de bride, le cheval la secoue fortement comme pour s'en débarrasser, donne des coups de tête, et bat à la main. Les bouches naturellement sensibles demandent un mors brisé, avec les fonceaux un peu forts, les branches droites et longues et la gourmette un peu lâche. Si cette sensibilité est accidentelle, le remède n'a pas besoin d'être indiqué.

La bouche forte, est celle qui tire à la main et résiste à l'action du mors, soit parce que les barres étant rondes, charnues, ou trop basses, le mors appuie plus sur la langue que sur elles, soit parce que la trop grande épaisseur des lèvres et des gencives recouvre les barres. Le mors à gorge de pigeon est le plus convenable pour ces sortes de bouches, parce que la langue s'y trouve en liberté ; et, afin de le rendre plus sensible, il faut le choisir un peu mince, surtout près des fonceaux.

Les bouches faibles, qui ne prennent que très difficilement appui sur le mors quelque doux qu'il soit, sans pourtant battre à la main, demandent le même genre d'embouchure que les bouches trop sensibles.

Les chevaux qui ont la tête charnue, l'encolure épaisse, les barres et la langue grosses, pèsent à la main, c'est-à-dire s'appuient beaucoup sur le mors. Il faut leur donner l'embouchure à gorge de pigeon, avec peu de fer, dont la liberté soit proportionnée au volume de la langue ; une gourmette mince et un peu serrée, parce que les chevaux dont il s'agit ont ordinairement la barbe épaisse et peu sensible. Souvent aussi un cheval pèse à la main par faiblesse naturelle, soit des pieds, des reins, ou des hanches ; il cherche alors à se soutenir sur le mors : la conformation de la bride ne peut corriger ce défaut.

Les bouches trop fendues demandent une embouchure plus forte, dont la gourmette soit placée un peu bas ; sans cette dernière précaution, la gourmette ne produirait aucun effet quand l'on voudrait ramener le cheval.

Les chevaux qui ont le cou long, effilé et très souple ; ceux qui ont l'encolure renversée, le gosier tendu, les muscles de cette partie très gros et la ganache serrée, sont sujets à s'armer de deux manières différentes, ce qui rend l'action du mors à peu près nulle : c'est-à-dire que, dans le premier cas, ils font le cou de cygne, baissent la tête, et appuient les branches contre le poitrail ; et que, dans le second, ils portent la tête en avant sans baisser le front, et appuient contre le gosier, ce qui lâche en même temps sa gourmette. Il faut aux chevaux qui arment contre le poitrail une embouchure très douce, ou même un simple bridon, et donner aux autres des branches très hardies. La pression trop forte de la gourmette suffit quelquefois pour faire armer un cheval ; il suffit, en ce cas, de détruire la cause pour faire cesser l'effet.

De la manière de brider et débrider.

On se placera du côté du montoir, tenant la bride sur le pli du bras gauche ; on débouclera le licou pour dégager la tête, de la muserolle. On saisira la têtière de la bride, de la main droite ; le mors de la bride et celui du bridon, de la main gauche ; on appuiera en même temps le pouce sur la barre gauche, pour forcer le cheval à ouvrir la bouche, dans laquelle on passera aussitôt les deux mors : on passera immédiatement après la têtière par-dessus les oreilles, en commençant par la droite; on jettera les rênes sur le cou; on bouclera la muserolle, la sous-gorge; on dégagera les crins du toupet, on accrochera la gourmette; et l'on fera attention que toutes les parties de la bride et de l'embouchure soient placées comme elles doivent l'être.

Pour débrider, on commencera par décrocher la gourmette, et déboucler la sous-gorge et la muserolle. On ramenera les rênes vers la têtière, et l'on déplacera celle-ci de la même manière qu'on l'a placée; les autres parties de la bride suivront d'elles-mêmes.

Telles sont à peu près les principales précautions à apporter dans le choix de la bride: mais il ne suffit pas de savoir l'approprier à toutes les bouches, si l'on n'a d'ailleurs la main bonne, habituée à ses effets et accoutumée à la manier; car la meilleure de toutes les brides deviendrait à peu près inutile entre les mains d'un mauvais cavalier.

De la selle et de ses diverses parties.

Un cavalier doit apporter d'autant plus d'attention dans la conformation et le choix de la selle, qu'elle peut non seulement blesser son cheval d'une manière dangereuse, mais lui causer à lui-même de grandes fatigues et des souffrances aiguës. Une selle, pour être bonne, doit être, quelle que soit sa forme: juste à la taille du cheval, pour ne pas

causer de frottemens ; peu rembourrée, mais bien
unie, afin qu'elle porte également de partout, et ne
cause point de meurtrissures. Il faut aussi, pour
qu'elle soit commode au cavalier, qu'il s'y trouve
assis à l'aise ; que le siége soit bien uni, un peu
dur, pas plus haut sur le devant que sur le derrière ;
qu'il y ait peu d'épaisseur entre ses cuisses et le
corps du cheval.

Les parties dont une selle se compose sont : les
arçons, les bandes, les bâtes, le pommeau, le garrot, le siége, les panneaux, les quartiers, les contre-
sanglons. Ses parties accessoires sont la croupière,
le poitrail, les sangles et les étrivières ou porte-
étriers.

Les arçons sont deux pièces de bois de hêtre,
tournées en rond pour embrasser le dos du cheval ; ce sont eux qui donnent la forme à la selle, et
supportent toutes les autres parties. L'arçon de
devant se compose du pommeau, des mamelles et
des pointes ; le pommeau est cette partie arrondie
qui surmonte le garrot ; les mamelles sont les côtés
de l'arçon ; les extrémités des mamelles forment les
pointes. L'arçon de derrière est plus évasé et plus
arrondi que celui du devant, en raison de la forme
plus large des reins. Il est surmonté, dans les selles
françaises, d'une espèce de rebord qui entoure
les reins du cavalier, et que l'on appelle *troussequin.*

Les bandes sont deux petites planchettes de bois,

larges de trois ou quatre doigts et de la longueur de la selle, qui lient et assujettissent les arçons. Elles doivent porter exactement le long du dos au-dessous de l'épine, afin d'empêcher que les arçons ne portent sur le garrot et sur les reins.

Les panneaux sont deux coussins de toile rembourrés en crin, en poil de vache ou de cerf, qui garnissent les deux côtés de la selle. On doit les faire en toile fine, parce qu'elle ne s'imprègne pas de la sueur autant que la grosse; la bourre de crin ou de poil de cerf est aussi celle qui convient le mieux.

Le siége est le dessus de la selle. On a vu au commencement de cet article les qualités qu'il doit avoir : il est à remarquer qu'un siége trop rembourré échauffe et écorche plus promptement les fesses du cavalier.

Les quartiers sont les côtés extérieurs de la selle ; quelle que soit la matière dont on les compose, il faut qu'ils soient larges et longs, car des quartiers trop courts incommodent beaucoup le cavalier, et lui écorchent quelquefois le jarret.

Les bâtes ou liéges sont un rebord que l'on remarque à chaque côté du pommeau des selles françaises, et qui sert à soutenir les cuisses du cavalier.

Les contre-sanglons sont de petites courroies clouées aux bandes des arçons, au nombre de trois de chaque côté, et qui servent à attacher les sangles.

Les sangles servent à fixer et assujettir la selle sur le dos du cheval : elles doivent être larges et assez fortes pour résister à tous les efforts qu'il pourrait faire. Elles sont généralement au nombre de trois ; mais l'on emploie de plus quelquefois un *surfaix* : C'est une quatrième sangle qui passe par-dessus la selle et s'attache sous le ventre, afin de renforcer les sangles.

Le poitrail est une pièce de cuir à trois angles, à chacun desquels est une petite courroie, dont deux servent pour l'attacher aux côtés de l'arçon de devant, et la troisième passe entre les jambes pour aller s'attacher à la première sangle sous le ventre. Le poitrail sert à empêcher que la selle ne se porte en arrière et ne blesse les reins : il ne doit pas descendre au-dessous de la jointure de l'épaule, pour n'en pas gêner les mouvemens.

La croupière est une courroie attachée à l'arçon de derrière, et terminée par une sorte d'anneau dans lequel on passe le tronçon de la queue afin de retenir la selle et d'empêcher qu'elle ne porte sur le garrot et les épaules. L'espèce de bourrelet dont cet anneau est formé, se nomme culeron ; il doit être un peu gros afin de ne pas blesser le cheval sous la queue, accident qui arrive assez souvent, en été particulièrement, aux chevaux bas du devant.

Les étrivières, ou porte-étriers, n'ont pas besoin de description.

On appelle rase, la selle qui n'a ni bâtes ni troussequin. On a généralement reconnu la commodité et l'agrément des selles de cette forme, et l'on n'en emploie presque pas d'autres aujourd'hui ; telles sont les selles anglaises : mais toutes les fois que l'on est dans le cas de placer derrière soi un porte-manteau, il est bon d'avoir un troussequin pour garantir les reins. Comme la sueur dont s'imprègnent les panneaux de la selle les durcit au point de blesser quelquefois le cheval, il est bon de garnir cette partie d'une peau de veau ou de chevreuil, pour les chevaux qui transpirent beaucoup.

Manière de seller et de desseller.

Après avoir relevé sur le siége, les sangles, les étrivières et la croupière, on passera la main gauche sous le garrot et la droite sous le troussequin, pour enlever la selle et la poser doucement sur le dos du cheval, un peu en arrière ; on passera alors derrière le cheval, pour prendre de la main gauche la queue et la tortiller autour du tronçon, afin de la passer dans la croupière, en ayant soin de dégager tous les crins de dedans le culeron, pour qu'ils ne se cassent pas ou ne blessent pas le cheval. Revenant ensuite du côté du montoir, on soulevera la selle pour l'avancer vers le garrot, en observant toutefois que l'arçon de devant se trouve à trois travers de doigt des épaules, et que la croupière ne tire pas trop, auquel cas il faudrait la desserrer. On atta-

chera le poitrail par-devant, et l'on finira par attacher les sangles.

Si l'on place sur le dos du cheval une couverture
ou une schabraque, il faudra bien prendre garde
qu'elle ne fasse aucun pli. Il faut observer aussi que
si la selle était placée trop en avant ou trop en arrière,
elle blesserait le garrot ou les reins, et gênerait le
mouvement des épaules ou des anches.

Pour desseller, on commencera par détacher le
poitrail et les sangles ; on tirera la selle en arrière
pour retirer la queue de dedans le culeron ; on rele-
vera sur le siége les étrivières, la croupière et les
sangles, après les avoir nettoyées si elles sont mal-
propres ; on soulevera la selle en la tirant à soi pour
l'enlever, et on l'emportera de la même manière
qu'on l'a apportée ; on s'occupera alors de laver les
jambes du cheval, de le bouchonner, après quoi on
lui mettra sa couverture et on le conduira à l'é-
curie.

Des aides et châtimens.

Les aides sont divers signes utiles pour avertir le
cheval des mouvemens qu'il doit exécuter ; les châtimens sont les moyens employés pour le corriger quand il a fait quelque faute. Il y a quatre
sortes principales d'aides : les divers mouvemens de
la main de la bride, la cravache ou la gaule, l'appel de la langue, les diverses manœuvres des cuisses
et des jambes du cavalier.

Les mouvemens de la main de la bride, sont le moyen d'avertissement que l'on emploie le plus fréquemment, et l'action que la bride produit dans la bouche du cheval, est l'effet des différens mouvemens de la main. La main bonne doit être légère, douce et ferme, qualités qui dépendent non seulement de son action, mais encore de l'assiette du cavalier sur sa selle ; car lorsque le corps n'est pas assuré, la main ne peut l'être. Il faut encore que les jambes s'accordent avec la main, autrement l'action de celle-ci ne serait jamais juste: cela s'appelle, en termes de l'art, accorder la main et les talons, ce qui est la perfection de toutes les aides.

La main légère est celle qui ne sent pas l'appui du mors sur les barres ; la main douce, celle qui sent un peu l'effet de l'embouchure sans donner trop d'appui ; la main ferme est celle qui tient le cheval dans un appui à pleine main. Il est essentiel de savoir accorder ces trois divers mouvemens de la main selon la nature de la bouche de chaque cheval, sans contraindre et sans abandonner tout à coup le véritable appui de la bouche ; c'est-à-dire qu'après avoir rendu la main, il faut la retenir doucement pour chercher peu à peu l'appui du mors, et reprendre ensuite l'appui à pleine main. Il ne faut jamais passer brusquement de la main ferme à la main légère, ni de celle-ci à la première, parce qu'en agissant ainsi on ruinerait bientôt la meilleure bouche.

La main doit toujours donner le premier avertissement, et les jambes doivent accompagner ce mouvement; car il est de principe général que dans
toutes les allures du cheval, la tête et les épaules
doivent partir les premières. Or, comme le cheval a
quatre allures principales, qui sont d'avancer, de
reculer, d'aller à droite ou à gauche, la bride doit
aussi produire quatre effets différens : rendre la
main, retenir la main, la tourner à droite ou à
gauche.

Il y a deux manières de rendre la main : la première est de baisser la main en tournant un peu les
ongles en dessous; la seconde est de prendre les
rênes avec la main droite en les lâchant un peu dans
la main gauche, ce qui fait passer le sentiment du
mors de celle-ci dans l'autre, et enfin de laisser tomber la main droite sur le cou du cheval, en lâchant
tout-à-fait les rênes de la main gauche, ce qui s'appelle *descendre la main*. L'action de rendre ou de descendre la main est pour pousser le cheval en avant.
Le vrai temps de l'exécuter utilement est après avoir
marqué un demi-arrêt, et lorsque le cheval plie les
hanches, mais non tandis qu'il est sur les épaules.

L'action de retenir la main se fait en rapprochant
la main contre l'estomac, les ongles un peu tournés
en dessus; elle a pour but d'arrêter le cheval, de
marquer un demi-arrêt, ou bien de reculer. Il faut,
pendant ce mouvement, ne pas trop peser sur les
étriers, et mettre en même temps les épaules un

peu en arrière, afin que le cheval arrête ou recule
sur les hanches.

Les troisième et quatrième mouvemens sont de
tourner la main à droite ou à gauche : les ongles
doivent être en dessus dans le premier cas, afin de
faire agir la droite. Le cheval obéissant à la main,
est celui qui en suit aisément tous les mouvemens.

Il y a trois manières de tenir les rênes : séparées
dans les deux mains; égales dans la main gauche;
ou l'une plus longue que l'autre, selon le côté où
l'on travaille le cheval.

Les rênes séparées sont nécessaires pour les chevaux qui ne sont pas encore accoutumés aux effets
de la main de la bride, ou pour ceux qui s'en défendent et qui refusent de tourner à une seule main.
Il faut alors baisser la main gauche quand on tire la
rêne droite pour tourner de ce côté, et réciproquement ; autrement le cheval ne saurait à quelle rêne
obéir.

On tient les rênes égales dans la main gauche
pour conduire, dans quelque circonstance que ce
soit, un cheval obéissant. Mais au manége, on tient
la rêne de dedans un peu raccourcie afin de placer
la tête du cheval du côté où il va ; car un cheval qui
n'est pas plié, a mauvaise grâce dans un manége : il
est beaucoup plus difficile de plier un cheval à droite
qu'à gauche, tant parce que la plupart des chevaux
sont plus roides à la première main, que par rapport à la disposition des rênes dans la main de la

bride ; il y a même fort peu de personnes qui sachent bien se servir de la rêne droite.

Il faut tenir la main un peu haute pour les chevaux qui portent bas, afin de leur relever la tête; elle doit être plus basse et rapprochée de l'estomac pour ceux qui portent le nez au vent, afin de les ramener et de leur faire baisser la tête. Lorsque l'on porte la main en avant, cette action lâche la gourmette et diminue l'effet du mors ; le contraire arrive lorsqu'on la rapproche de l'estomac, ce qui est bon pour les chevaux qui tirent à la main. Tout écuyer qui ne connaîtrait pas parfaitement les divers effets des rênes de la bride, travaillerait sans règles et sans principes.

L'appel de la langue, que tout le monde connaît, réveille l'attention du cheval, l'anime et le rend attentif aux autres aides, aux châtimens qui les suivent s'il n'y répond pas : mais il ne faut appeler ni trop fort ni trop fréquemment ; c'est aussi une impolitesse choquante d'appeler de la langue en présence d'une personne à cheval quand on est soi-même à pied.

La cravache est selon l'occurrence, aide ou châtiment : elle est aide, lorsqu'on la fait siffler dans la main pour animer le cheval, lorsqu'on lui en fait légèrement sentir la pointe à l'épaule pour le relever, sur la croupe pour réveiller les mouvemens de cette partie, etc. Dans le manége, on tient la cravache du côté opposé à celui où l'on mène le cheval, parce que l'on ne doit jamais s'en servir alors que pour animer les parties de dehors. Il faut aussi la tenir de manière à ce qu'elle ne touche pas le cheval sans nécessité.

Le cavalier tire cinq aides particulières du mouvement de ses jambes : la pression des cuisses, celle des genoux et des jarrets, celle des gras de jambes ; le pincer délicat de l'éperon, l'action de peser sur les étriers.

L'aide des cuisses et des jarrets se fait en les serrant des deux côtés à la fois pour chasser le cheval en avant, ou seulement d'un seul côté pour l'avertir qu'il s'abandonne trop sur ce côté. Cette aide employée un peu vigoureusement est souvent plus efficace que l'éperon, pour les chevaux chatouilleux qui se retiennent par pure malice. Celle des gras de jambes, qui se fait en les approchant du ventre, avertit le cheval qui n'a pas répondu à la première, que l'éperon n'est pas loin.

Le pincer délicat de l'éperon, qui ne doit faire qu'effleurer le poil sans piquer le cuir, est la plus expressive de toutes les aides, et si le cheval n'y répond pas, on enfonce vigoureusement les éperons. Enfin, le peser sur l'étrier, quoique la plus douce de toutes les aides, suffit quelquefois pour les chevaux très sensibles et bien dressés. On pèse tantôt sur les deux à la fois, tantôt sur celui de dedans ou de dehors selon le genre d'avertissement que l'on veut donner.

Lorsque le cheval ne répond à aucune aide soit par malice, ou par défaut de sensibilité, il faut le corriger sur-le-champ ; et proportionner la vigueur du châtiment à la gravité de sa faute, mais surtout à la connaissance que l'on doit avoir de son naturel, car il est des chevaux sensibles à la moindre punition, et l'on finirait par les rebuter et les avilir si on les châtiait outre mesure.

Les châtimens le plus en usage sont : la chambrière, la gaule ou la cravache, et l'éperon.

La chambrière est une longue courroie de cuir attachée au bout d'un manche qui doit avoir environ quatre pieds de long : on s'en sert pour donner les premières leçons aux jeunes chevaux que l'on veut dresser ; pour leur apprendre à piaffer dans les piliers ; pour donner du cœur à un cheval paresseux ; vaincre un cheval rétif ou ramingue qui se défend contre l'éperon, etc. : la chambrière est préférable au fouet dans ces divers cas, parce qu'étant obligé de s'en servir quelquefois vigoureusement, on ne craint pas pour le cheval les contusions et les meurtrissures que causerait la corde.

On frappe le cheval avec la gaule ou la cravache, sur le ventre et les fesses pour le pousser en avant, et sur l'épaule pour l'empêcher de ruer.

L'éperon se compose de trois pièces principales ; le corps ou les branches, le collet et la molette : le collet doit être un peu long afin que le cavalier ne soit pas obligé de trop serrer le talon pour arriver au ventre de son cheval ; et la molette avoir cinq à six pointes bien aiguës.

On se sert des éperons avec un grand succès pour rendre un cheval sensible et fin aux aides : ce moyen doit être employé avec discernement ; il faut en user vigoureusement dans l'occasion, mais jamais sans nécessité. Pour bien donner de l'éperon, il faut approcher doucement le gras des jambes, et appuyer ensuite fortement la molette contre le ventre à environ quatre travers de doigt derrière les sangles ; car si l'on attaquait les flancs, cette partie étant beaucoup trop sensible, le cheval ruerait et s'arrêterait court au lieu d'avancer. Les cavaliers qui appliquent les éperons d'un seul coup étonnent et surprennent le cheval, qui ne répond pas alors aussi bien que lorsqu'il a été prévenu d'avance par l'approche insensible du gras de jambe. Le pincer délicat de l'éperon devient quelquefois un châtiment suffisant pour les chevaux extrêmement sensibles.

C'est dans l'emploi sagement combiné des aides et des châtimens que consiste presque entièrement l'art d'un bon écuyer ; mais encore une fois, il faut user de ces divers moyens à temps et comme il faut. Il faut aussi aider et châtier sans faire de grands mouvemens ; rien n'est plus ridicule que ces mauvais cavaliers qui s'agitent en cent façons sur leur cheval, et suent, comme l'on dit vulgairement, sang et eau, sans pouvoir en venir à leur honneur ; tandis qu'un écuyer véritable fera tout ce qu'il vou-

dra de son cheval sans avoir pour ainsi dire l'air de
s'en occuper.

CHAPITRE VII.

PRINCIPES ÉLÉMENTAIRES DE L'ART DU MANÉGE.

Manière de monter et de se tenir à cheval.

Avant que de monter à cheval, il faut visiter d'un
coup d'œil tout son équipement. Cet examen, qui
est l'affaire d'un instant quand on en a l'habitude,
peut prévenir bien des accidens. On examinera
d'abord si la sous-gorge n'est point trop serrée ou la
muserolle trop lâche ; si le mors n'est pas trop haut,
ce qui ferait froncer les lèvres, ou trop bas, ce qui
le ferait porter sur les crochets ; si la gourmette
porte bien à plat ; si la selle n'est ni trop en avant,
ni trop en arrière ; si les sangles ne sont pas trop
lâches, ce qui ferait tourner la selle sous le ventre,
ou trop serrées, ce qui les ferait casser ou pourrait
suffoquer le cheval ; si le poitrail est bien placé ; la
croupière ni trop ni pas assez tendue ; si les étrivières ne sont ni trop longues, ni trop courtes, etc.

Cet examen fait, il faut s'approcher de l'épaule
gauche du cheval, en lui disant *ho*, pour l'avertir,

de crainte qu'il ne s'effarouche : on tiendra la gaule dans la main gauche, la pointe en bas ; **on passera les rênes dans cette main après les avoir ajustées avec la main droite, ainsi qu'une poignée de crin prise à huit ou dix pouces au-dessus du garrot. Prenant alors l'étrivière avec la main droite, on levera la jambe sans baisser le corps, pour engager le pied dans l'étrier,** en prenant garde de toucher le ventre du cheval : après avoir pris un second point d'appui, en empoignant l'arçon de derrière avec la main droite, le plus avant possible, on s'élevera à la hauteur de la selle sans ployer le corps ; on étendra la jambe droite, que l'on passera par-dessus la croupe, après avoir lâché l'arçon de derrière, avançant les hanches et creusant les reins ; et l'on tombera en selle sans secousse et sans cesser de tenir le corps droit. Ces divers mouvemens doivent être exécutés avec grâce, aisance, sans précipitation et sans toucher le cheval ni avec la pointe du pied gauche ni avec la jambe droite.

Après avoir lâché la crinière et enfourché la selle, **il faut passer la gaule dans la main droite par-dessus l'encolure du cheval; prendre le bout des rênes avec la même main pour les égaliser et les ajuster dans la gauche, en les tenant séparées avec le petit doigt et laissant tomber le bouton sur l'épaule droite du cheval; reployer le bout des doigts dans le creux de la main, les ongles en dessus, et étendre le pouce sur les rênes pour les** assurer : enfin , se raffermir sur le siége , la ceinture et les fesses éloignées de l'arçon de derrière ; les reins pliés et fermes , sans roideur.

La belle posture du cavalier ne lui donnant pas moins d'avantage pour gouverner son cheval que de grâce , c'est la première qualité qu'un élève doit s'attacher à acquérir. La grâce ne consiste pas à se tenir à cheval immobile comme un terme et roide comme un piquet , ni à affecter une attitude étudiée : mais bien à savoir s'abandonner à propos ou résister aux divers mouvemens de son cheval ; à conserver cet équilibre et cet aplomb sans lesquels il ne peut plus être maître ni de lui ni de son cheval ; enfin , à conserver dans tous ses mouvemens le naturel , la liberté et l'aisance qui leur sont propres.

Le corps d'un cavalier peut se diviser en trois parties ; dont deux , la partie haute et la partie basse , doivent être mobiles , et la troisième immobile. Le partie haute comprend la tête et le corps jusqu'à la ceinture. La tête doit être droite et haute, sans affectation , libre entre les épaules et regardant entre les oreilles du cheval ; la poitrine élargie , les épaules libres , parallèles , bien effacées , un peu renversées en arrière.

Les bras doivent tomber perpendiculairement le long du corps , sans y être collés ; les avant-bras tendus en avant sans roideur. La main de la bride gouverne l'avant-main : elle doit être placée à la hauteur du nombril, à quatre ou cinq travers de doigt du ventre, de manière que les phalanges qui lient les doigts à la main, soient perpendiculaires à l'arçon; la main droite doit être placée à la hauteur et près de la gauche; la pointe de la gaule toujours tournée en bas, et tombant entre l'épaule du cheval et la cuisse du cavalier.

La partie moyenne du corps est immobile et forme naturellement le point d'appui du cavalier. Pour que cet appui soit parfait, il faut avancer la ceinture et les hanches; tenir les cuisses tendues et tournées en dedans, retirer et fermer les genoux, et s'asseoir sur le croupion.

De la position de la partie basse du corps, dépend principalement cet aplomb si nécessaire à un homme de cheval; ces parties servent d'ailleurs à gouverner le corps et l'arrière-main. Il faut que les cuisses et les jarrets soient tournés en dedans, ainsi qu'il a été dit, afin que le plat de la cuisse soit pour ainsi dire collé le long des quartiers. La véritable position des jambes est de tomber d'aplomb, du genou en bas, et d'être tout à la fois libres et assurées : car sans cette assurance elles ballotteraient contre le ventre du cheval, et le tiendraient dans une inquiétude continuelle; trop écartées du ventre, elles ôteraient la facilité d'aider ou de châtier le cheval à propos; trop avancées, elles répondraient à la poitrine au lieu du ventre; trop en arrière, elles correspondraient aux flancs; enfin, si on les tenait trop raccourcies, on serait enlevé de la selle quand on peserait sur les étriers.

La pointe du pied doit être tournée un peu en dedans, un peu plus basse que le talon, sans l'être trop, et déborder l'étrier d'un pouce ou deux tout au plus : tous les mouvemens des diverses parties du corps doivent être souples, lians, peu étendus. On met pied à terre d'après les mêmes principes que l'on a observés en montant à cheval, et on détache de suite la gourmette.

Les premières leçons d'équitation doivent avoir pour unique but d'apprendre à l'élève à se bien tenir en selle, et à s'y maintenir dans tous les mouvemens que son cheval pourra exécuter. Rien n'est plus efficace pour cela que la leçon du trot, parce que cette allure étant celle qui secoue le plus le cavalier, les autres ne sont qu'un jeu après celle-là. Après avoir acquis dans l'école cet aplomb et cette fermeté dont on vient de parler, il faut s'exercer sur de jeunes chevaux pleins d'ardeur et de vivacité, afin d'être bien sûr de soi.

Travail au pas et au trot.

Après s'être exercé plusieurs fois à monter et descendre de cheval, sans étriers ni éperons, le commençant se placera en selle en observant dans la position des diverses parties de son corps les préceptes exposés dans l'article précédent, et mettra son cheval au pas sur la piste de la main droite. Pour cela, il baissera un peu la main gauche en faisant sentir en même temps légèrement l'aide des jambes, mouvemens que l'on pourra accompagner d'un léger coup de gaule sur l'épaule droite sans déranger autrement la main.

Tandis que le cheval marchera, on emploiera l'aide des jambes avec justesse, c'est-à-dire bien également, afin de le maintenir dans la ligne droite et de soutenir son pas : on aura également soin de ne déranger aucune des parties du corps, de la situation qui lui est propre, parce que l'on induirait le cheval en erreur et on le forcerait à se déranger de sa ligne. Arrivé au bout de cette ligne, qui se trouve ordinairement marqué par un angle de mur ou de haie, le cavalier aidera son cheval à bien prendre cet angle pour tourner juste : pour cela, il portera la main à gauche, et la tournera ensuite de manière que le pouce soit dirigé de ce côté et le petit doigt vers la droite, les ongles un peu en dessus, afin de faire agir la rêne droite plus ou moins selon la sensibilité des barres ; et aussitôt que le cheval aura obéi, on le maintiendra comme auparavant dans la ligne droite. Afin que ce mouvement s'exécute avec justesse, il faut que la tête, les épaules et les hanches passent successivement dans l'angle ; et faire sentir en même temps l'aide des jambes, mais particulièrement de la droite, afin que l'arrière-main ne soit pas en retard.

Après avoir de nouveau parcouru une certaine distance en ligne droite, on exécutera comme la première fois un *à droite* pour se remettre dans la ligne parallèle à la première; et au bout de cette ligne, on se disposera à tourner dans le sens inverse aux deux premières fois, c'est-à-dire en tournant un peu les ongles en dessous et en pressant un peu plus de la jambe gauche. De cette manière on se trouvera placé sur la piste gauche, et l'on tournera les coins dans le même sens jusqu'à ce que l'on exécute un nouveau changement de piste ou de main. Il est bon d'observer que lorsque le cheval tourne à droite ou à gauche, l'épaule du cavalier, du côté opposé, reste naturellement en arrière, ce qui donne mauvaise grâce et ôte une partie de l'aplomb; c'est ce qu'il faut éviter, en avançant imperceptiblement cette partie jusqu'à ce que l'on se soit replacé dans la ligne droite.

Lorsque l'on sera suffisamment exercé au pas et que l'on y aura acquis l'aplomb nécessaire, on passera à la leçon du trot, la seule qui puisse donner ce degré de souplesse et d'aplomb sans lequel on ne peut être parfait écuyer.

« Pour partir au trot, il faut rassembler le cheval, rendre la main et la reprendre sur-le-champ; approcher les jambes un peu vivement et bien également. En cheminant, on rendra la main tout doucement jusqu'à ce qu'elle soit bien replacée; il faut surtout faire attention de ne pas se roidir au départ du cheval, ni pendant la durée de la reprise ; en marchant ainsi au trot, il faut se rappeler la position que doivent avoir les trois parties du corps, tourner les cuisses sur leur plat et les abandonner ainsi que les jambes, à leur propre poids : ce n'est que par ce moyen que les mouvemens du cavalier se lieront parfaitement à ceux de son cheval. »

On suit au trot les mêmes pistes qu'au pas ; les tournans et changemens de main s'opèrent de la même manière, avec cette seule différence que l'aide des jambes doit être un peu plus vigoureuse, afin que le trot ne se ralentisse pas. Il ne faut jamais terminer la reprise du trot sans avoir remis le cheval au pas. A cet effet, pour passer de la première allure à la seconde, on exécutera un demi-arrêt, en ramenant un peu la main gauche et serrant légèrement les jambes pour que le cheval ne s'arrête pas ; et aussitôt qu'il aura obéi, on replacera les jambes et les mains. Il faut aussi commencer la leçon du trot par quelques exercices au pas, avec les changemens de main.

On ne peut parvenir à bien monter à cheval, qu'en répétant ces exercices et surtout celui du trot, jusqu'à ce que l'on soit parfaitement familiarisé avec les différens changemens de main, ainsi qu'avec les aides que l'on retire tant de cette partie que des jambes ; et que l'on sache bien approprier ses attitudes et ses mouvemens à ceux du cheval. On exigera un trot plus franc et plus allongé à mesure que l'on fera des progrès, et l'on passera aux exercices suivans quand on se trouvera assez fort.

Du trot sur le cercle.

Cette leçon est extrêmement utile pour confirmer un commençant dans les deux premières, et pour lui apprendre de plus en plus à se rendre maître de tous les mouvemens de son cheval.

Après avoir parcouru quelques pistes et exécuté quelques changemens de main, d'abord au pas, puis au trot sur la ligne droite, toujours sans étriers ni éperons; on se remettra au pas et l'on ramenera insensiblement la main, sans s'arrêter, jusqu'à ce que l'on ne sente plus que légèrement la rêne droite, afin de ployer la tête, le cou et les épaules du cheval un peu en dedans. On le poussera ensuite au trot, en ayant soin de sentir toujours légèrement la rêne de dedans et la jambe de dehors.

Le tourner et les changemens de main s'exécuteront dans cette leçon de la même manière que dans celle du galop, dont il va être parlé : mais il faut faire attention de ne pas laisser perdre au cheval son pli au moment du rassembler; ce à quoi l'on parviendra assez aisément, en conservant bien la position des mains et des jambes, de manière à faire sentir toujours un peu plus la rêne de dedans et la jambe de dehors : le trot devra être franc, hardi et allongé.

Il est bon de faire remarquer que la leçon du trot sur le cercle fatigue horriblement les commençans qui la prennent sans s'y être suffisamment préparés d'avance par le trot en ligne droite ; mais rien n'est plus propre que cet exercice, à assouplir à la fois le cheval et le cavalier, et à augmenter l'aplomb de celui-ci. La leçon doit finir comme elle a commencé, c'est-à-dire par le trot ordinaire et le pas.

Du travail au galop.

Cette leçon, quoique moins pénible que les deux précédentes, est plus difficile pour les commençans, et ne doit pas se prendre avant que l'on ne soit bien confirmé dans les autres.

Après quelques évolutions et changemens de main au pas et au trot, on saisira l'instant où l'on se sent le mieux d'aplomb, pour mettre son cheval au galop. Il est essentiel pour cela, « que le cavalier rende souples et moelleuses les articulations de ses reins et de ses genoux, pour conserver cet aplomb, qui, sans cela, se perdrait infailliblement. C'est aussi dans cette allure que la division des trois parties du corps du cavalier est plus apparente, parce que celle du centre doit être parfaitement liée avec les mouvemens du cheval, et que les parties hautes et basses sont dans une activité continuelle pour maintenir l'équilibre de la masse entière.

« Pour partir au galop à droite, on doit rassembler

son cheval, renverser la main, les ongles en l'air, pour tendre un peu la rêne gauche, ce qui forcera le cheval à plier un peu la tête de ce côté ; et rendre plus libre l'épaule et par conséquent la jambe droite, qui doit partir la première : c'est ce que l'on appelle *galoper sur le pied droit*. On fera sentir en même temps l'aide des jambes, particulièrement de la droite ; aussitôt qu'il aura obéi, on lui ramenera la tête un peu en dedans en arrondissant la main, les ongles un peu en dessous, pour sentir la rêne droite ; on tiendra les jambes toujours près du corps, pour maintenir le cheval en action et entretenir le mouvement cadencé de l'arrière-main, c'est ce que l'on appelle *sentir le cheval entre les jambes*. La partie haute du corps doit être tenue un peu renversée, et il faut, dès que l'on sentira la vitesse se ralentir un peu, rendre la main et la reprendre sur-le-champ, sans changer le degré de pression des jambes.

« Lorsque l'on sera arrivé au moment de tourner le coin à gauche, il faudra, sans déranger la main pour ne pas perdre le pli du cheval, se contenter de la porter un peu à gauche, et la jambe droite de l'avant-main se trouvera ainsi toujours portée en avant. Pour sortir du coin, on ramenera la main sur la droite, ce qui empêchera le second enlever de l'avant-main ; alors l'aide des jambes, employée également, chassera en avant le train de derrière ; la jambe gauche de ce côté sera forcée de pirouetter sur le talon, pendant que l'avant-main se portera sur la nouvelle piste, c'est-à-dire sortira du coin pour prendre la nouvelle ligne. Les diverses aides de la main et des jambes doivent être, dans cette action, proportionnées à la vitesse du galop, et combinées de manière à ce que cette vitesse ne se ralentisse pas d'un seul instant.

« Pour changer de main au galop à droite, on portera la main à droite, et l'on fera sentir l'aide de la jambe de ce côté. Le cheval étant déjà plié, exécutera facilement cette évolution ; mais il n'en sera pas de même lorsqu'il s'agira de lui faire prendre la piste à gauche pour le galoper de ce côté. Ce changement de main doit commencer par un temps d'arrêt ; pour le bien exécuter, on lâchera un peu la rêne droite, et l'on ramenera la main à soi en diminuant la pression des jambes ; par ce moyen on fera disparaître le pli du cheval, ce qui remettra les épaules et les hanches de niveau entre elles. Le cheval, ayant alors repris son aplomb comme s'il était au pas, on le rassemblera de nouveau ; on arrondira la main, les ongles un peu en dessous, en faisant sentir en même temps l'aide de la jambe afin de rendre libre l'épaule gauche, ce qui portera naturellement en avant la jambe de devant de ce côté. Lorsque le cheval aura obéi, on retournera la main, les ongles un peu en l'air jusqu'à ce que l'on sente la rêne gauche, afin de ramener la tête en dedans. Les changemens de main de gauche à droite, et la prise des coins au galop sur le pied gauche, s'exécutent de la même manière et par les mêmes moyens, en sens inverse, que les changemens de main de droite à gauche et la prise des coins au galop sur le pied droit. »

Lorsqu'à l'aide de ces exercices répétés on aura acquis la souplesse et la liberté nécessaires de la part des extrémités inférieures, on commencera à chausser l'éperon et à se servir des étriers. La hauteur à laquelle on placera ceux-ci doit être calculée de manière à ce qu'ils portent le poids naturel des jambes ; les étrivières trop longues forceraient le cavalier à allonger les jambes outre mesure pour aller chercher les étriers, ce qui lui ferait perdre l'aplomb qu'il doit avoir en selle ; trop courtes, elles l'obligeraient à baisser les genoux, ce qui porterait les talons trop en arrière et contrarierait les mouvemens de toute la partie basse.

On répétera avec les étriers et les éperons les leçons du pas et du trot, du trot sur le cercle et du galop, en ayant toujours le soin de commencer et finir chaque reprise par quelques exercices des leçons précédentes. C'est par ces divers exercices répétés avec persévérance et souvent, que l'on parviendra à se *dégrossir*. L'élève qui sera parfaitement confirmé dans ces premières leçons ne pourra certainement pas se flatter d'être un écuyer consommé, mais il sera du moins en état de manier un cheval avec grâce, facilité ; et, s'il veut acquérir un peu plus de dextérité, il pourra passer à la leçon suivante.

De l'épaule en dedans, et de la croupe au mur.

Ces deux leçons sont excellentes pour achever d'assouplir un jeune cheval, quand il aura été suffisamment travaillé au trot; pour lui apprendre à marcher de côté, à passer les jambes l'une par-dessus l'autre sans se donner d'atteintes, à tourner court sans embarras ni difficulté; pour lui donner de la grâce, etc. : elles ne sont pas moins nécessaires à un homme de cheval sous divers rapports.

S'il s'agit de dresser un jeune cheval à la leçon de l'épaule en dedans, lorsqu'il saura trotter librement aux deux mains sur le cercle et en ligne droite, d'un pas tranquille et égal; qu'on l'aura accoutumé à former des arrêts, demi-arrêts, et à porter la tête en dedans, il faudra le mener au petit pas lent et un peu raccourci le long de la muraille, et le placer de manière que les hanches et les épaules se trouvent sur deux lignes différentes.

La ligne des hanches doit être près de la muraille, et celle des épaules un peu plus éloignée; le cheval plié à la main où on le mène, c'est-à-dire qu'au lieu de le tenir tout-à-fait droit de hanches et d'épaules sur la même ligne, il faut lui tourner la tête et les épaules un peu en dedans comme si on voulait effectivement le tourner, et sans lui laisser quitter cette attitude oblique et circulaire le faire marcher en avant le long du mur, en l'aidant de la jambe de dedans, et le soutenant légèrement de celle de dehors ; or il est évident qu'il ne peut marcher dans cette position, sans chevaucher la jambe de dedans par-dessus celle de dehors.

M. de Laguérinière, de qui j'emprunte en grande partie cet article, regarde la leçon de l'épaule en dedans comme la plus avantageuse de toutes celles que l'on peut employer, pour donner au cheval une parfaite souplesse et une entière liberté dans toutes les parties. Cela est si vrai, dit-il, qu'un cheval dressé d'après ces principes, et gâté après par quelque mauvais écuyer, passant ensuite entre les mains d'un homme habile, se rétablira presque aussitôt. Les principaux effets de cette leçon sont d'assouplir les épaules, de mettre le cheval sur les hanches, et de le disposer à fuir les talons.

Pour exécuter les changemens de main dans la leçon de l'épaule en dedans, il faut, sans effacer le pli de la tête et du col, redresser les épaules et les hanches, quitter le mur, et faire marcher le cheval diagonalement, jusqu'à ce qu'il soit arrivé sur la nouvelle piste que l'on veut lui faire parcourir. Là, il faut lui placer la tête à gauche s'il était auparavant sur la piste droite, les épaules en dedans et détachées de la muraille comme auparavant, et le conduire dans cette nouvelle direction, jusqu'à ce que l'on juge à propos de changer encore de main.

Lorsque le cheval commencera à obéir aux deux mains à la leçon de l'épaule en dedans, on lui apprendra à bien prendre les coins, ce qui, dit encore M. de Laguérinière, est le plus difficile de cette leçon. Il faudra, pour cela, faire entrer les épaules dans le coin sans déranger la tête; et à mesure qu'elles en sortiront, y faire entrer les hanches à leur tour, afin qu'elles passent partout où les épaules auront passé. C'est avec la rêne de dedans et la jambe du même côté, que l'on pousse le cheval en avant dans les angles; mais lorsqu'on le tourne sur l'autre ligne, il faut que ce soit avec la rêne de dehors, en portant la main en dedans pendant qu'il a la jambe levée et prête à retomber, afin que, par ce mouvement, la jambe du dehors puisse passer par-dessus celle de dedans; il faudra en même temps le pincer du talon de dedans.

La leçon de l'épaule en dedans devra être répétée, jusqu'à ce que le cheval prenne bien les coins et exécute tous les changemens de mains librement, sans difficulté et sans se défendre. Le trot sur un cercle élargi est tout à la fois le meilleur moyen d'assouplir, et en même temps de châtier les chevaux qui se défendent par malice de la susdite leçon.

La leçon de la croupe au mur dérive naturellement de la précédente; car, lorsque le cheval marche l'épaule en dedans à droite ou à gauche, il se dispose en même temps à fuir les talons à la main du côté opposé. Ainsi, pour donner cette leçon, après avoir placé le cheval au commencement de la piste droite, on le mettra d'abord à l'air de l'épaule en dedans de ce côté; puis on lui tournera la croupe au mur, de manière à ce que les épaules et les hanches soient placées en ligne presque droite en travers de la piste.

Dans cette posture, on excitera tout doucement le cheval à faire quelques pas de côté, en soutenant la rêne droite et légèrement la jambe du même côté. Si le cheval fait avec docilité quelques pas, en chevauchant bien la jambe droite par-dessus la gauche, on l'arrêtera pour le flatter afin de lui faire comprendre que l'on est content de lui; puis on recommencera pour s'arrêter encore au bout de quelques pas, et ainsi de suite jusqu'au bout de la piste. Après l'avoir laissé reposer là un instant, on sentira la rêne et la jambe gauche afin de changer de main, et on le ramenera ainsi, toujours de côté, au point d'où l'on était parti.

Comme cette leçon embarrassera et fatiguera beaucoup le cheval dans les commencemens, s'il n'y est pas encore dressé, on le menera d'abord très doucement, l'arrêtant fréquemment pour le flatter quand il aura obéi, et évitant de le rebuter dans le cas contraire. Si, allant bien à une main, il refuse obstinément de marcher la croupe au mur à la main opposée, ce sera un signe que l'épaule de ce côté n'est pas assez assouplie, et il faudra le remettre à la leçon de l'épaule en dedans.

M. de la Guérinière pense que bien que la leçon de l'épaule en dedans et celle de la croupe au mur, **qui doit en être inséparable**, soient excellentes pour donner à un cheval la souplesse, le beau pli et la belle posture qu'il doit avoir pour manier avec grâce et légèreté, il ne faut pas pour cela abandonner la leçon du trot sur la ligne droite et sur des cercles; il faut toujours revenir à ces premiers principes pour l'entretenir et le confirmer dans une action hardie et soutenue de l'épaule et des hanches. Par ce moyen, on distrait le cheval, et on le délasse de la sujétion dans laquelle on est obligé de le tenir pendant la leçon de la croupe au mur et de l'épaule en dedans.

Cet auteur veut donc que, de trois petites reprises que l'on fera chaque jour, la première commence par la leçon de l'épaule en dedans au pas; et, après deux changemens de main sur la même piste, on le mettra la croupe au mur des deux mains, et on terminera par une piste au pas en ligne droite : la deuxième reprise doit être consacrée à un trot hardi et soutenu; la troisième et dernière sera semblable à la première. En combinant ainsi ces trois leçons d'épaule en dedans, de trot et de croupe au mur, on verra croître, pour ainsi dire, à vue d'œil, la souplesse et l'obéissance du cheval ainsi que l'adresse du cavalier.

Des arrêts, demi-arrêts, du reculer et des changemens de main.

Cette leçon est nécessaire à un commençant, pour lui apprendre de plus en plus à manier son cheval en tous sens : elle n'est pas moins utile pour placer un jeune cheval sur les hanches, et le rendre léger à la main. Si un cheval en marchant se servait également des épaules et des hanches, il chercherait dans la bride un appui propre à contre-balancer la faiblesse naturelle de l'avant-train, et peserait beaucoup trop à la main.

On parvient à prévenir ce défaut qui nuit beaucoup à l'assurance du cheval et fatigue extrêmement le cavalier, et à donner au cheval une bouche légère, en l'habituant à avancer les pieds de derrière et les jarrets sous le ventre en marchant, et à prendre son principal point d'appui dans les hanches; c'est ce que l'on appelle mettre un cheval sur les hanches. Rien n'est plus propre à cela que la pratique des arrêts, des demi-arrêts et du reculer.

L'arrêt consiste à retenir avec la main, de la bride, la tête du cheval et les autres parties de l'avant-main, en chassant en même temps délicatement les hanches avec les gras des jambes, en sorte que tout le corps du cheval reste en équilibre sur les pieds de derrière; mouvement bien plus difficile à exécuter de la part du cheval, que celui de tourner, qui lui est plus naturel.

Pour bien marquer un arrêt, il faut prendre l'instant où le cheval est bien animé, et faire sentir délicatement l'aide des jambes en même temps que l'on mettra les épaules un peu en arrière, et raffermir la bride de plus en plus jusqu'à ce que le cheval soit tout-à-fait arrêté. Il faut, pendant que l'on exécute ce mouvement, serrer un peu les coudes près du corps, afin d'avoir plus d'assurance dans la main de la bride : il faut aussi que le cheval soit droit, afin que les hanches soient égales, sans quoi l'arrêt serait faux. L'arrêt au trot doit se faire en un seul temps, les pieds de derrière droits, et n'avançant pas plus l'un que l'autre; mais au galop, dont le mouvement est plus étendu que celui du trot, il faut arrêter le cheval en deux ou trois temps, à mesure que les pieds de devant retombent à terre, afin qu'en se relevant il se trouve sur les hanches. Pour cela, en retenant la main, on l'aide un peu des jarrets ou des gras des jambes pour le faire couler les hanches sous lui.

Il est bon d'habituer un cheval que l'on dresse, à marquer des arrêts aussitôt qu'il devient léger au trot et tourne facilement aux deux mains ; mais d'abord rarement et avec précaution : car en arrêtant subitement un cheval jeune ou faible de reins, on risquerait de forcer cette partie, ainsi que les jarrets, et de ruiner l'animal pour toujours. Le cavalier doit aussi prendre garde que la partie haute de son corps ne fasse un mouvement en avant au moment

où le cheval s'arrête, inconvénient qu'il préviendra
en affermissant d'avance les reins. Chaque fois que
l'on arrête un cheval, il ne faut pas oublier de le
caresser et de le flatter.

Les avantages de l'arrêt bien fait, sont de rassembler les forces d'un cheval, de lui assurer la bouche,
la tête et les hanches, et de le rendre léger à la main;
mais autant ce moyen est efficace quand on l'emploie
à propos, autant il est nuisible si on l'emploie à
contre-temps. En résumé, le temps d'arrêt faisant
passer tout l'effort dans les reins et les jarrets, fatigue
extrêmement ces parties chez les chevaux qui les
ont naturellement faibles, et les ruine bientôt. Il
est peu de chevaux assez vigoureux pour supporter
cette action fréquemment répétée. La plus grande
preuve qu'un cheval puisse donner de ses forces et
de son obéissance, est de former un arrêt ferme et
léger après une course rapide; ce qui dénote évidemment une bouche et des hanches excellentes,
qualités précieuses autant que rares.

Le demi-arrêt consiste à attirer légèrement à soi
la main de la bride, les ongles un peu en dessus,
sans arrêter tout-à-fait le cheval, mais seulement en
retenant et soulevant le devant lorsqu'il s'appuie
sur le mors, ou que l'on veut le ramener ou le rassembler. Cette action produit à peu près les
mêmes effets que l'arrêt entier, sans rebuter ni fatiguer autant le cheval; aussi doit-on la répéter de
préférence et l'employer fréquemment, surtout en-

vers les chevaux qui ont la mauvaise habitude de s'appuyer trop sur la main. Quant à ceux qui sont naturellement disposés à se retenir, il faut, en même temps qu'on leur fait marquer un demi-arrêt, les animer des gras des jambes et quelquefois même des éperons, de crainte qu'ils ne s'arrêtent tout-à-fait.

L'action de la main de la bride pour reculer un cheval, est la même que pour marquer un arrêt; en sorte que, pour accoutumer un cheval à reculer facilement, il faut, après avoir marqué l'arrêt, retenir la bride, les ongles en dessus comme si l'on voulait en marquer un second : lorsque le cheval aura obéi, c'est-à-dire qu'il aura fait deux ou trois pas en arrière, il faudra lui rendre les mains pour soulager les barres; autrement une trop longue pression de la part du mors les engourdirait, et le cheval au lieu de reculer forcerait la main ou ferait une pointe.

Pour bien reculer, il faut, à chaque pas que le cheval fait en arrière, le tenir prêt à avancer de nouveau : c'est un grand défaut de reculer trop vite, parce que le cheval, précipitant ainsi ses forces en arrière, court risque de s'acculer ou de se renverser, surtout s'il a les reins faibles. Il faut encore qu'il recule droit sans se traverser, afin de plier également les deux hanches sous lui. S'il s'obstine à ne pas vouloir reculer, ce qui arrive presque généralement à ceux qui n'y ont pas été dressés, il faut qu'un homme à pied lui donne de petits coups de gaule sur les genoux et les boulets, en même temps que le cavalier tire la bride à lui; mais il ne faut pas oublier aussi de le flatter à chaque signe d'obéissance que l'on en obtient.

Lorsqu'un cheval recule, il a toujours une jambe de derrière sous le ventre, il pousse la croupe en arrière, et il est à chaque mouvement tantôt sur une hanche, tantôt sur l'autre : mais il ne peut bien exécuter cette action, et on ne doit la lui demander, que lorsqu'il commence à s'assouplir et à obéir à l'arrêt; parce que l'on a plus de liberté pour tirer les épaules à soi quand elles sont libres et souples, que quand elles sont encore roides et engourdies. Cette leçon occasionnant toujours un effort plus ou moins douloureux de la part des reins et des jarrets, il faut en user modérément dans les commencemens, surtout envers les chevaux qui ont ces parties naturellement faibles. Elle devient par la même raison un châtiment pour les chevaux qui n'obéissent pas bien à l'arrêt; mais d'un autre côté, c'est un bon moyen pour mettre un cheval sur les hanches, lui ajuster les pieds de derrière, lui assurer la tête, et le rendre léger à la main.

On appelle changer de main, l'action de changer de piste en marchant, ou de placer le cheval sur un autre pied. Pour bien exécuter ces changemens, il faut arrondir un peu la main et la porter du côté où l'on veut aller, en aidant en même temps le cheval de la jambe de ce côté, et le soutenant légère-

ment de l'autre ; tout cela doit se faire avec préci-
sion, sans secousse, et sans ralentir aucunement
l'allure du cheval. Beaucoup de personnes sont dans
l'usage de passer alternativement les rênes et la
gaule ou la cravache d'une main dans l'autre, à
chaque changement ; mais cette pratique n'est pas
nécessaire, surtout pour les commençans, pour qui
elle ne servirait qu'à augmenter l'embarras qu'ils
manquent rarement d'éprouver quand il leur faut
changer de main. C'est à l'aide de ces changemens
fréquemmement répétés, ainsi que des arrêts et
demi-arrêts, qu'un cavalier parviendra à se former
aisément une bonne main ; que l'on accoutumera
un cheval neuf à aller à toutes mains, et à exécuter
sans difficulté ni embarras toutes les évolutions
que l'on désirera.

Les bornes étroites de ce Manuel ne me permet-
tant de donner qu'une étendue très circonscrite à
chacune de ses parties, je crois devoir terminer ici
ce que j'avais à dire sur l'équitation. Le petit nombre
de leçons qui forment la matière de ce dernier chapitre me semblent suffisantes pour mettre tout homme
qui n'aura pas la prétention de devenir un écuyer
consommé, en état d'être lui-même son propre
maître. Quant aux personnes qui voudraient acquérir des connaissances plus approfondies, elles ne les
puiseraient pas dans les traités même les plus com-
plets, si elles n'y joignaient en même temps les le-

çons pratiques des Franconi, des Piton, ou des autres grands maîtres.

VOCABULAIRE DE QUELQUES TERMES D'HIPPIATRIQUE ET DE MANÉGE DONT L'EXPLICATION NE SE TROUVE PAS DANS LE COURS DE CE MANUEL.

Abandonner son cheval. Le laisser aller de toute sa vitesse, sans lui retenir la bride ; ne pas le soutenir assez. On dit aussi que le cheval s'abandonne.

Acculer (s'). On dit qu'un cheval s'accule, quand il recule en marchant de côté, et que les hanches marchent avant les épaules.

Acheminer un cheval. Assouplir et façonner son cheval ; le préparer à un air quelconque de manége. On dit d'un cheval qui montre des dispositions, de la bonne volonté, qui connaît bien la bride et répond aisément aux aides, qu'il est *bien acheminé*.

Aides. Voyez à l'avant-dernier chapitre leur définition. On dit d'un cavalier, qu'il *a les aides fines*, quand il aide son cheval avec grâce, aisance, et par des mouvemens presque imperceptibles. La même chose se dit d'un cheval prompt à obéir aux aides.

Air. Se dit de la belle attitude d'un cheval dans les diverses évolutions qu'il exécute, et de la cadence qu'il observe dans ses mouvemens, selon le genre d'allure tant naturelle qu'artificielle où il est placé.

On appelle *airs de manége*, certains airs ou allures artificielles inventées pour faire briller tout à la fois
la grâce et la souplesse du cheval, et l'adresse de l'é-
cuyer. On nomme les airs bas ou relevés, selon
qu'ils se détachent plus ou moins de terre.

Allures. Voyez dans la première partie l'article
consacré aux allures du cheval.

Appui. On appelle ainsi la sensation que produit
la bride dans la main du cavalier, et réciproquement
l'action que celle-ci exerce sur les barres du cheval,
par l'intermédiaire du mors. Un cheval *n'a point
d'appui* quand il ne peut suporter l'action du mors,
et quand il donne des coups de tête comme pour s'en
débarrasser ; il en a trop, quand il s'appesantit sur la
bride ; il a de l'appui *à pleine main*, quand sans peser
ni battre la main, il laisse dans la main du cavalier
le sentiment d'une pression douce et toujours égale,
ce qui est l'effet d'une excellente bouche. La même
chose se dit de la main du cavalier, eu égard à l'effet
qu'elle produit sur la bouche du cheval.

Appuyer les éperons. Les faire sentir vigoureusement.

Armer (s'). Se dit du cheval qui se défend de l'action du mors. *Voyez* dans l'avant-dernier chapitre,
l'article relatif au choix de la bride.

Asseoir un cheval sur ses hanches. Le rendre ferme
sur cette partie pour alléger l'avant-main. On dit
aussi du cavalier s'*asseoir sur la selle* ou *en selle*, c'est-
à-dire s'affermir dans les arçons.

Assiette. Attitude du cavalier sur la selle. On dit *perdre l'assiette, avoir une bonne assiette*, etc.

Attaquer. Faire sentir au cheval les éperons ou la chambrière.

Avertir un cheval. Lui faire sentir les aides pour le ranimer, ou lui indiquer ce que l'on veut qu'il fasse.

Balancer. Se dit d'un cheval qui jette la croupe à droite et à gauche en marchant.

Ballottade. Air de manége. C'est un saut élevé, dans lequel le cheval ayant les quatre pieds en l'air à une égale hauteur, présente les fers de derrière comme s'il voulait ruer, sans cependant lâcher la ruade. (*V.* Capriole.)

Battre à la main. (*V.* Main.)

Bidet. Cheval de très petite taille dont on se sert surtout pour courir la poste. Le double bidet est un peu plus haut que le simple bidet.

Bringue. Petit cheval maigre et de très chétive apparence.

Brouiller un cheval. Se dit d'un cavalier qui, ne sachant pas accorder les mouvemens de la main avec ceux des jambes, désoriente son cheval au point qu'il ne sait à quelle aide obéir.

Cadence. Mesure régulière et écoutée que le cheval observe dans ses mouvemens. On dit d'un cheval, qu'il soutient ou ne soutient pas sa cadence; qu'il perd ou conserve sa cadence, etc.

Capriole. Air de manége. C'est un saut analogue à

la ballottade , avec cette différence que le cheval étant
en l'air , lâche la ruade avec la promptitude de l'é-
clair , et de toute la force dont il est capable.

Changement de main. *Voyez* le dernier article du
chapitre dernier.

Charge. On désigne sous ce nom les remèdes que
l'on applique à l'extérieur , dans la vue de fortifier.
Ce sont ordinairement des cataplasmes ou des on-
guens.

Confirmer un cheval dans un air de manége , une
allure , une leçon. C'est l'y maintenir jusqu'à ce
qu'il soit parfaitement dressé.

Courbette. Air de manége dans lequel le cheval
lève le devant en reployant les jambes en dessous, et
ployant fortement les hanches sous lui.

Croupade. Autre air de manége plus relevé que
le précédent , et dans lequel le cheval, étant en l'air,
trousse et retire les pieds de derrière sous le ventre
presque à la même hauteur que ceux de devant.

Débourrer un cheval. Commencer à l'assouplir.

Dedans. Côté sur lequel on travaille un cheval ;
ainsi , lorsqu'on le travaille à main gauche ou à
main droite, toute la partie de ce côté se nomme le
dedans : la partie opposée s'appelle le dehors. Il est
évident que , dans le manége , la partie du cheval
qui regarde le mur ou la barrière est celle que l'on
doit appeler le dehors.

Défendre. On dit qu'un cheval se défend, lorsqu'au
lieu d'obéir aux aides, il cherche à s'affranchir de

leur sujétion par tous les moyens en son pouvoir.

Dérober. Lorsque le cheval, en galopant, redouble tout à coup de vitesse pour chercher à couler entre les jambes de son cavalier, on dit qu'il cherche à se dérober sous son homme.

Doubler. Tourner son cheval sans changer de main.

Ébrouer (s'). Sorte de mouvement que le cheval fait en secouant la tête et soufflant fortement à travers ses naseaux pour se moucher.

Écouté. Synonyme de soutenu.

Écouter son cheval. Être attentif à ne pas le déranger de son allure quand il va bien : — écouter ses mouvemens.

Emmiellure. Remède adoucissant que l'on applique à l'extérieur sous forme de cataplasme ou d'onguent.

Épizooties. On appelle ainsi les maladies contagieuses chez les bestiaux.

Escapade. Trait de fougue et d'emportement de la part d'un cheval.

Estrapade. Saut dans lequel le cheval lève la croupe plus haut que le devant, en détachant une ruade avec violence pour jeter son cavalier pardessus sa tête : c'est un saut fort dangereux pour le cavalier.

Estrapasser un cheval. C'est le fatiguer outre mesure par des exercices de manége trop violens ou trop prolongés.

Faire les forces. Se dit des chevaux qui ouvrent

la bouche en remuant la mâchoire inférieure de droite à gauche et de gauche à droite.

Falquer. Se dit d'un cheval qui coule les hanches basses et trides à l'arrêt du galop.

Fermer un changement de main. Le terminer pour reprendre l'autre main.

Forger. Se dit des chevaux qui attrappent en marchant le fer de la jambe de devant avec celui de derrière du même côté.

Goûter le mors. Se dit d'un cheval qui commence à obéir aux effets de la bride.

Harper. Se dit d'un cheval qui précipite les hanches en marchant, au lieu de ployer le jarret ; défaut qui provient ordinairement d'éparvins secs.

Main. Ce terme s'emploie en manége dans une foule de circonstances : tantôt il a rapport au pied du cheval, tantôt à la main du cavalier. C'est ainsi que l'on dit travailler un cheval *à main droite* ou *à main gauche*, selon qu'on le met sur l'un ou sur l'autre pied. — *Travailler de la main à la main*, tourner le cheval d'une piste, avec l'aide de la main seule, sans employer les jambes. — *Rendre* ou *retenir* la main, c'est baisser la main de la bride pour adoucir l'action du mors, ou exécuter le contraire. On dit d'un cavalier qui a la main rude et tient la bride trop ferme, qu'il *s'attache à la main* ; — d'un cheval qui, par ignorance ou désobéissance, tire la bride en levant le nez en avant, qu'il *tire à la main* ; — de celui qui s'appuie sur le mors comme sur une cinquième jambe, qu'il *pèse à la main* ; — de celui qui donne des coups de tête comme pour secouer la bride, qu'il *bat à la main*, défaut très ordinaire chez les chevaux qui ont la tête mal placée ou les barres trop tranchantes. — *Être dans la main et dans les talons*, se dit d'un cheval parfaitement dressé, qui obéit dans toutes les circonstances avec une égale facilité, aux aides de la main et des jambes : c'est le beau idéal de la perfection d'un cheval.

Manége. Ce mot s'emploie pour désigner tout à la fois les divers exercices d'école que l'on enseigne aux chevaux, et le lieu où on les dresse à ces exercices. On dit, dans la première acception, qu'un cheval est bien ou mal dressé à tel ou tel manége : il y a manéges de guerre et manéges d'écoles. Le manége où l'on exerce les chevaux est un espace d'environ cent cinquante pieds de longueur sur cinquante de largeur, plus ou moins, et choisi dans un terrain ferme, uni et plat : il y en a de clos et couverts, et d'autres qui ne le sont pas.

Mezair. Mot dérivé de l'italien *mezzo aerie*, demi-air, pour désigner un air de manége ni bas ni relevé : c'est une espèce de demi-courbette.

Mis. Signifie en terme de manége, *dressé.* On dit qu'un cheval est bien ou mal mis.

Montoir. On appelle le côté gauche du cheval, *côté du montoir* ; et côté de *dehors du montoir*, le côté droit. On dit qu'un cheval est facile ou difficile au montoir, selon qu'il se laisse ou non monter facilement.

Mouton. Le saut de mouton diffère de l'estrapade en ce que le cheval ne rue pas dans le premier, ce qui le rend moins dangereux pour l'homme.

Parer, faire un *parade*. Arrêter son cheval avec art à la fin d'une reprise.

Passade. Faire des passades. C'est mener un cheval en ligne droite en changeant aux deux bouts, de droite à gauche et de gauche à droite, pour revenir au point de départ, passant et repassant toujours sur la même ligne.

Passage. C'est un trot de parade, cadencé, très écouté et raccourci.

Pesade. Air de manége, dans lequel le cheval se dresse et se tient ferme sur ses pieds de derrière comme s'il voulait sauter, mais sans bouger de place.

Piaffer. Se dit d'un cheval qui manie ses jambes en cadence, comme s'il marchait, mais sans bouger de place et en se tenant bien dans la main et les jambes de son cavalier. Le piaffer donne beaucoup de grâce à un cheval bien dressé.

Pirouette. Évolution dans laquelle le cheval tourne sur lui-même, de la tête à la queue, sans changer de place ; la jambe de derrière de dedans faisant, dans cette circonstance, l'office d'un pivot sur lequel tourne le reste de la masse.

Piste. Ce mot sert à désigner la ligne qu'un cheval suit en marchant. Il va d'une piste quand il marche droit, c'est-à-dire que ses épaules sont sur la même ligne que ses hanches, et que ses pieds de derrière suivent ceux de devant : il va de deux pistes quand les hanches ne suivent pas la ligne des épaules, comme quand il marche de côté.

Porter. Se dit de la manière dont le cheval porte l'encolure en marchant : *porter haut, porter bas.* Ce mot signifie aussi faire aller : *porter un cheval* en avant, à droite, à gauche, de côté, etc.

Raccourcir un cheval. Ralentir son allure en retenant la bride.

Ramener. C'est faire baisser le nez à un cheval qui le porte au vent et tire à la main.

Rassembler. C'est raccourcir un cheval pour le mettre sur les hanches et le préparer à obéir aux aides ; ce qui se fait en retenant doucement le devant avec la main de la bride, en même temps que l'on chasse les hanches sous lui.

Renfermer. C'est mettre un cheval dans la main et dans les talons après l'avoir rassemblé.

Reprise. Se dit d'une leçon que l'on répète après avoir laissé reposer le cheval, ou autrement, la durée de chaque exercice qu'on lui fait faire.

Ruade. Mouvement impétueux dans lequel le cheval, baissant la tête et levant le derrière, allonge subitement, de toute la force dont il est susceptible, les jambes de derrière en faisant voir les fers.

Saccade. Se dit d'une secousse violente que le cavalier donne à la bouche de son cheval, en tirant la bride brusquement.

Soutenus. Se dit des mouvemens relevés, écoutés, cadencés et bien réguliers.

Surmener un cheval. C'est l'excéder de fatigue dans un voyage, dans une course.

Terre à terre. Sorte de galop tride et bas qui se fait sur deux pistes.

Traversé. On appelle cheval *bien traversé*, celui qui a de l'étoffe, les côtes larges et bien couvertes.

Traverser (se). Se dit d'un cheval qui, au lieu d'aller droit, quand on veut le remettre sur la piste, se jette tantôt sur un talon, tantôt sur l'autre, et marche de biais.

Trépigner. Se dit d'un cheval qui, étant au repos, frappe la terre du pied par impatience ou excès d'ardeur.

Tride. Adjectif employé pour désigner des mouvemens précipités dans lesquels un cheval abaisse promptement et vivement les hanches sous lui. On dit qu'un cheval a la *course tride* quand il galope court et vite de hanches.

Volte. Air de manége dans lequel un cheval, marchant sur deux pistes de côté, décrit deux cercles parallèles.

FIN.

EXPLICATION DES PLANCHES.

PLANCHE PREMIÈRE.

1. Le bout du nez.
2. Ouverture des naseaux.
3. Le menton.
4. La barbe.
5. Le canal.
6. La ganache.
7. Le chanfrein.
8. Les salières.
9. Le front.
10. Le toupet.
11. La nuque.
12. La crinière.
13. L'encolure.
14. Le garrot.
15. Le gosier.
16. L'épaule.
17. Le poitrail.
18. Le coude.
19. L'ars.
20. Le bras.
21. La châtaigne.

22. Le genou.

23. Le canon.

24. Le nerf ou tendon.

25. Le boulet.

26. Le fanon.

27. Le paturon.

28. La couronne.

29. Le sabot.

30. Le dos.

31. Les reins.

32. La croupe.

33. Les côtes.

34. Le ventre.

35. Le flanc.

36. Les hanches.

37. La fesse.

38. Le fourreau.

39. Le scrotum.

40. Le grasset.

41. La cuisse.

42. Le jarret.

43. La pointe du jarret.

PLANCHE DEUXIÈME.

Fig. 1re. A. Les talons.

B. La fourchette.

C. La sole.

D. La muraille garnie du fer.

Fig. 2. A. La couronne.

   B. Le fanon.

   C. Le sabot ou les quartiers.

   a. La pince.

   b. Les mamelles des quartiers.

   c. Les talons.

   1, 2, 3. Rivets ou pointes des clous.

Fig. 3. Fer ordinaire (pied de devant).

   A. La pince.

   B. Les branches.

   C. Les éponges.

Fig. 4. Fer d'un pied de derrière avec un crampon
   en A.

Fig. 5 *et* 6. Fers d'un cheval de carrosse avec un
   pinçon en A.

Fig. 7. Fer à pantoufle.

Fig. 8. Fer à lunette.

Fig. 9. Fer à cercle.

PLANCHE TROISIÉME.

Fig. 1ʳᵉ. A. Le garrot ou l'arcade de l'arçon de devant.

   B. Les mamelles.

   C. Les pointes de l'arçon.

   D. L'arçon de derrière.

   E. Les bandes.

Fig. 2. A. Les panneaux ou coussinets.

   B. Les quartiers.

Fig. 3. Selle dite *à la royale.*

Fig. 4. Selle dite *à palettes* A.

Fig. 5. Selle de chasse.

Fig. 6. Mors à simple canon.

Fig. 7. Canon à liberté de langue, à talons roulans en olive.

Fig. 8. Canon à gorge de pigeon.

Fig. 9. Branche à bascule.

    A. Crochet mobile.

    B. Montant tournant sur son axe en D, ce qui permet d'écarter ou de rapprocher à volonté l'œil C.

    F. L'anneau du touret.

Fig. 10. Branche à degrés.

    C. Anneau ou douille glissant à volonté le long d'une tige à crans, ce qui permet de raccourcir et d'allonger à volonté la grande branche.

Fig. 11, 12, 13. Mors de diverses formes.

PLANCHE QUATRIÈME.

Voyez page 58, le tableau de la dentition et de l'âge.

TABLE

DES CHAPITRES.

PREMIÈRE PARTIE.

CHAP. I. CONNAISSANCE GÉNÉRALE DU CHEVAL.

CHAP. II. ÉDUCATION GÉNÉRALE DES CHEVAUX.

CHAP. III. Hygiène générale du cheval.

CHAP. IV. Du ferrage.

SECONDE PARTIE.

CHAP. V. Notions de médecine vétérinaire.

TROISIÈME PARTIE.

CHAP. VI. DES MOYENS DONT ON SE SERT POUR DRESSER LES CHEVAUX.

CHAP. VII. PRINCIPES ÉLÉMENTAIRES DE L'ART DU MANÉGE.

FIN DE LA TABLE.

ERRATA.

Page 11, ligne 9, supprimez ces mots : *elle est dite pendante.*

67, 2, *absoude ;* lisez, *obronde.*

70, 4, *ainsi ;* lisez, *aussi.*

97, 21, *facineux ;* lisez, *farcineux.*

131, 20, *moins que ;* lisez, *à moins que.*

169, 6, *qui l'accompagne presque toujours ;* lisez, *qui les accompagne presque toutes.*

DE L'IMPRIMERIE DE CRAPELET,
rue de Vaugirard, n° 9.

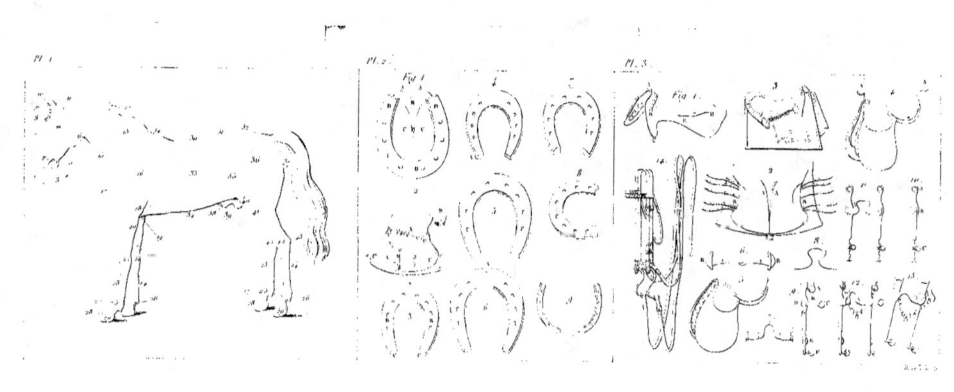
Pl. 1
Pl. 2
Pl. 3
Fig. 1

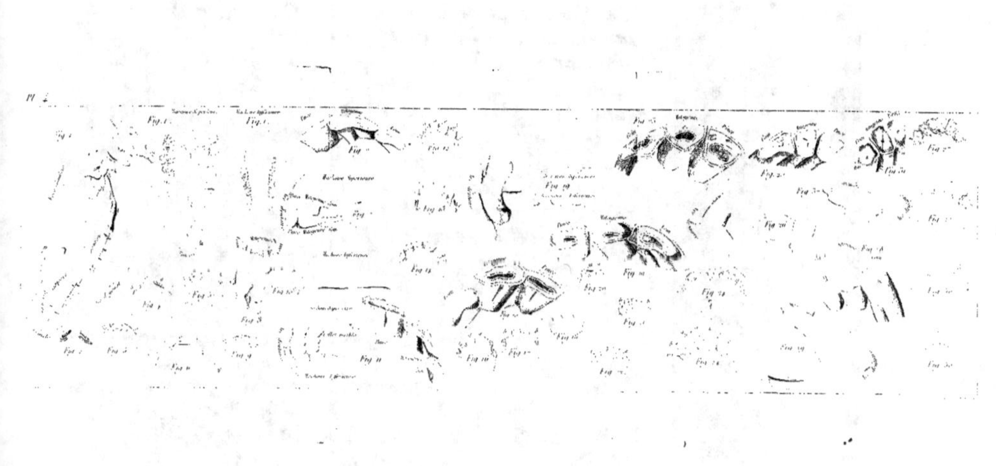

LIBRAIRIE DE RORET,
RUE HAUTEFEUILLE, N° 12, A PARIS.

COLLECTION

DE

MANUELS

FORMANT UNE

ENCYCLOPÉDIE

DES SCIENCES ET DES ARTS.

Format in-18.

Depuis que les sciences exactes ont, par leur application à l'agriculture et aux arts, contribué si puissamment au développement de l'industrie agricole et de l'industrie manufacturière, leur étude est devenue un besoin pour toutes les classes de la société; les mathématiques, la physique, la chimie, sont des sciences qu'il n'est plus permis d'ignorer; aussi les traités de ce genre sont-ils aujourd'hui dans les mains des artisans et dans celles des gens du monde : mais on a généralement reconnu que la cherté de ces sortes de livres est un grand empêchement à leur propagation, et que leur rédaction n'a pas toujours la clarté et la simplicité nécessaires pour faire pénétrer promptement dans l'esprit les principes qu'ils exposent. C'est pour remédier à ces deux inconvéniens que nous avons pris le parti de publier sous le titre de *Manuels* des traités vraiment élémentaires, dont la réunion formera une Encyclopédie portative des sciences et des arts, dans laquelle les agriculteurs, les fabricans, les manufacturiers et les ouvriers en tout genre trouveront tout ce qui les concerne, et par là seront à même d'acquérir à peu de frais toutes les connaissances qu'ils doivent avoir pour exercer avec fruit leur profession.

Les professeurs, les élèves, les amateurs, et les gens du monde, pourront y puiser des connaissances aussi solides qu'instructives.

Plusieurs de nos Manuels sont arrivés en peu de temps à une troisième et même à une quatrième édition ; un si grand succès est une preuve évidente de leur utilité : aussi sommes-nous décidés à en continuer la publication avec toute la célérité possible ; la rédaction des volumes à faire paraître est fort avancée, et nous croyons pouvoir promettre que cette intéressante Collection sera terminée avant peu.

Comme cette Collection est une entreprise entièrement philanthropique, les personnes qui auraient quelque chose à nous faire parvenir dans l'intérêt des sciences et des arts, sont priées de l'envoyer, franc de port, à l'adresse de *M. le Directeur de l'Encyclopédie*, *format in-*18, chez ROBET, Libraire, rue Hautefeuille, n° 12, à Paris.

Tous les Traités se vendent séparément.

Les suivans sont en vente ; les autres paraîtront successivement.

Pour les recevoir franc de port on ajoutera 5o *cent. par vol. in-*18.

Manuel d'Arpentage, ou Instruction sur cet art et sur celui de lever les plans ; par M. *Lacroix, membre de l'Institut.* Un vol. orné de planches. 1826.   2 fr. 5o c.

Manuel d'Arithmétique démontrée, à l'usage des jeunes gens qui se destinent au commerce, et de tous ceux qui désirent se bien pénétrer de cette science ; par M. *Collin*, et revu par M. *R....*, ancien élève de l'École Polytechnique ; 6ᵉ *édition.* Un vol. 1826.   2 fr. 5o c.

Manuel d'Astronomie, ou Traité élémentaire de cette science d'après l'état actuel de nos connaissances, contenant l'Exposé complet du Système du Monde, basé sur les travaux les plus recens et les résultats qui dérivent des recherches de M. *Pouillet* sur la Température du Soleil, et de celles de M. *Arago* sur la deusité de la partie extérieure de cet astre ; par M. *Bailly*, membre de plusieurs sociétés savantes. Un vol. in-18, orné de planches, 1825.   2 fr. 5o c.

Manuel de l'Artificier, contenant les Elémens de la Pyrotechnie civile et militaire, leur application pratique à tous les artifices connus jusqu'à ce jour, et à de nouvelles combinaisons fulminantes ; par *A. D. Vergnaud*, capitaine d'artillerie, et ancien élève de l'École Polytechnique. Un vol. orné de planches. 1826.   3 fr.

Manuel biographique, ou Dictionnaire historique abrégé des grands hommes, depuis les temps les plus reculés jusqu'à nos jours ; composé sur le plan du Dictionnaire de la Fable de Chompré ; par M. *J. A. Jacquelin*, membre de la Légion-d'Honneur, revu par M. *Noël*, inspecteur général des études, membre de la Légion-d'Honneur. Deux vol. in-18, 1825.   6 fr.

Manuel complet de Botanique, contenant les principes élémentaires de cette science, la Physiologie végétale, l'Analyse de tous les systèmes, tant naturels qu'artificiels, faits sur la distribution des plantes, depuis Théophraste jusqu'à ce jour; par M. *Boitard*. Un vol. orné de planches. 1826.   3 f. 5o c.

Manuel du Boulanger et du Meunier, ouvrage utile à ceux qui professent ces arts, et aux particuliers qui y trouveront des méthodes nouvelles perfectionnées et en même temps économiques, pour donner à chaque sorte de pain toute la qualité qu'il est susceptible d'acquérir; par M. *Dessables*. Un vol. 1825.   2 fr. 5o c.

Manuel théorique et pratique du Brasseur, ou l'Art de faire toutes sortes de Bières; contenant tous les procédés de cet art; suivi d'un exposé des altérations frauduleuses de la bière, et des moyens de les découvrir; traduit de l'anglais de Accum, par M. *Riffault*. Un vol. in-18, 1825.   2 fr. 5o c.

Ce volume, le plus portatif, est aussi le plus complet des ouvrages sur la bière. L'auteur a su, dans un style concis, le mettre à la portée de tout le monde.

Manuel du Chamoiseur, Maroquinier, Peaussier et Parcheminier, contenant les procédés les plus nouveaux, toutes les découvertes faites jusqu'à ce jour, et toutes les connaissances nécessaires à ceux qui veulent pratiquer ces arts; par M. *Dessables*. Un vol. orné de planches. 3 fr.

Manuel du Chasseur et des Gardes-chasses, contenant un Traité sur toutes les chasses, un vocabulaire des termes de vénerie, de fauconnerie et de chasse; les lois, ordonnances de police, etc., sur le port-d'armes, la chasse, la pêche, la louveterie; les formules des procès-verbaux qui doivent être dressés par les gardes chasses, forestiers et champêtres, suivi d'un Traité sur la pêche; par M. *de Mersan. Nouv. édit.* Un volume in-18, avec figures et musique, 1825.   3 fr.

Manuel abrégé de Chimie, ou Précis élémentaire de cette science dans l'état actuel de nos connaissances; par M. *Riffault*, traducteur de la *Chimie* de Thompson, du

(5)

Dictionnaire de Chimie de Andrew Ure, etc. Un volume in-18, 1825.   3 fr.

Manuel de Chimie amusante, ou nouvelles Récréations
chimiques, faisant suite au précédent, contenant une
suite d'expériences curieuses et instructives en chimie,
d'une exécution facile, et ne présentant aucun danger ;
par *Frédérick Accum*, professeur de Chimie appliquée
aux arts et manufactures ; suivi de notes intéressantes
sur la Physique, la Chimie, la Minéralogie, etc. ; par
Samuel Parkes, membre de la Société Royale ; traduit
de l'anglais par M. *J. Riffault*, ex-régisseur des poudres
et salpêtres, membre de la Légion-d'Honneur. Un vol.
in-18, 1825.   3 fr.

Manuel du Cuisinier et de la Cuisinière, à l'usage de la ville
et de la campagne, contenant toutes les recettes les plus
simples pour faire bonne chère avec économie, ainsi
que les meilleurs procédés pour la pâtisserie et l'office ;
précédé d'un Traité sur la dissection des viandes, suivi
de la manière de conserver les substances alimentaires,
et d'un Traité sur les vins ; par M. *Cardelli*, ancien
chef d'office ; *4ᵉ édition*. Un gros volume in-18, orné
de fig. 1826.   2 fr. 50 c.

Manuel des Demoiselles, ou Arts et Métiers qui leur conviennent, tels que la couture, la broderie, le tricot, la
dentelle, la tapisserie, les bourses, les ouvrages en filets,
en chenilles, en ganse, en perle, en cheveux, etc., etc. ;
enfin tous les Arts dont les Demoiselles peuvent s'occuper avec agrément ; par madame *Élisabeth Celnart*.
Un vol. orné de planches. 1826.   3 fr.

Manuel du Distillateur-Liquoriste, ou Traité de la Distillation en général ; suivi de l'Art de fabriquer des Liqueurs
à peu de frais, et d'après les meilleurs procédés ; par
M. *Lebeaud*. Un vol. 1826.   3 fr.

Manuel du Fabricant de Draps, ou Traité général de la
fabrication des Draps ; par M. *Bonnet*, ancien fabricant
à Lodève. Un vol. 1826.   3 fr.

Manuel du Fabricant de Sucre et du Raffineur ; par
MM. *Blachette* et *Zoéga*. Un vol. 1826.   3 fr.

Manuel théorique et pratique des Gardes-Malades, et des
personnes qui veulent se soigner elles-mêmes, ou *l'Ami*

de la santé, contenant un exposé clair et précis des soins à donner aux malades de tout genre, des attentions à apporter aux maladies de toute espèce, la manière de gouverner les femmes pendant leurs couches, les enfans au moment de la naissance, et généralement de ce qu'il importe le plus de connaître à tous ceux qui veulent se livrer au soulagement de l'humanité souffrante ; par M. *Morin*, docteur en médecine. Un volume in-18 ; 2e *édition*. 1826.　　　2 fr. 50 c.

Géographe manuel (*le nouveau*), contenant la Description statistique et historique de toutes les parties du monde, leurs climats, leurs productions, leurs gouvernemens, le caractère de leurs habitans ; la Description des principales villes, et leurs distances de Paris ; les routes et distances de ces villes entre elles ; une Notice sur les départemens de la France ; leurs chefs-lieux ; la Concordance des calendriers ; une Notice sur les lettres de change, bons aux porteurs, billets à ordre, etc. ; le Système métrique ; la Concordance des mesures anciennes et nouvelles ; les Changes et monnaies étrangères évaluées en francs et centimes ; les hauteurs des lieux, les places les plus élevées du globe ; les lieux originaires des principales productions de la terre, etc. : ouvrage indispensable à tous les voyageurs, négocians, et utile à toutes les personnes qui veulent avoir une idée générale de la terre, de ses divisions, de ses produits et de son commerce ; par *Alex. Devilliers*. Un gros vol. in-18 de plus de 400 pages, orné de 7 jolies cartes ; 2e *édition*. 1826.　　　3 fr. 50 c.

Manuel des Habitans de la campagne et de la Bonne Fermière ; ou Guide pratique des travaux à faire dans la campagne pendant le cours de l'année, et où se trouve un grand nombre de nouveaux procédés d'économie rurale et domestique ; par madame *Gacon - Dufour*. Un vol. 1826.　　　2 fr. 50 c.

Manuel complet, théorique et pratique du Jardinier, ou l'Art de cultiver et de composer toutes sortes de Jardins ; ouvrage divisé en deux parties : la première contient la culture des jardins potagers et fruitiers, et la seconde, la culture des fleurs, et tout ce qui a rapport aux jardins d'agrément, *dédié à M. Thouin*, ex-professeur de culture au Muséum d'histoire naturelle, membre de l'Institut, etc., etc.; par M. *Bailly*, son élève. *Seconde édition*, revue, corrigée et considérablement augmentée; précédée de l'*Annuaire des travaux du Jardinier pour* 1825. Deux gros volumes in-18, de près de 900 pages, ornés de planches.　5 fr.

Il est le plus complet de ceux qui ont paru dans ce genre, et se fait remarquer par la modicité de son prix.

Manuel du Limonadier, du Confiseur et du Distillateur, contenant les meilleurs procédés pour préparer le café, le chocolat, le punch, les glaces, boissons rafraîchissantes, liqueurs, fruits à l'eau-de-vie, confitures, pâtes, esprits, essences, vins artificiels, loochs, juleps, pâtisserie légère, bière, cidre, eaux, pommades et poudres cosmétiques, vinaigres de ménage et de toilette, distillation de toutes les différentes espèces d'eau-de-vie, etc., etc.; par M. *Cardelli*. Un gros volume in-18. *Nouvelle édition*, 1825.　2 fr. 50 c.

Manuel complet de la Maîtresse de maison, et de la Parfaite Ménagère, ou Guide pratique pour la gestion d'une maison à la ville et à la campagne; par mad. *Gacon-Dufour*. Un vol.　2 fr. 50 c.

Manuel complet des Marchands de Bois et de Charbons, ou Traité de ce commerce en général, contenant tout ce qu'il est utile de savoir depuis l'ouverture des adjudications des coupes jusques et y compris l'arrivée et le débit des bois et charbons, ainsi que le précis des lois, ordonnances, réglemens, etc., sur cette matière; suivi de *nouveaux Tarifs* pour le cubage et le mesurage des bois de toute espèce, en anciennes et nouvelles mesures; par M. *Marié de l'Isle*, ancien agent du flottage des bois. Un volume in-18, 1825.　3 fr.

Manuel de Médecine et de Chirurgie domestiques, contenant un choix des remèdes les plus simples et les plus efficaces pour la guérison de toutes les maladies internes et externes qui affligent le corps humain. Un v.　2 f. 50 c.

Manuel de Minéralogie, ou Traité élémentaire de cette science d'après l'état actuel de nos connaissances; contenant la Description des Minéraux et leur classification, basées sur les découvertes les plus récentes;

par M. *Blondeau*, membre de plusieurs Sociétés savantes. Un gros vol. in-18 ; 2e *édition.* 1826. **3 fr.**

Manuel du Naturaliste préparateur, on l'Art d'empailler les animaux , et de conserver les Végétaux et les Minéraux ; par M. *Boitard*, naturaliste. Un gros vol. in-18, 1825. **2 fr. 50 c.**

Manuel du Parfumeur, contenant les moyens de confectionner les pâtes odorantes, les poudres de diverses sortes, les pommades, les savons de toilette, les eaux de senteur, les vinaigres, élixirs, etc., etc. ; et où se trouve indiqué un grand nombre de compositions nouvelles ; par mad. *Gacon-Dufour*. Un vol. in-18. **2 f. 50 c.**

Manuel du Pâtissier et de la Pâtissière, à l'usage de la ville et de la campagne ; contenant les moyens de composer toutes sortes de Pâtisseries, soit fortes, soit légères, ainsi que la conservation des viandes, des poissons, des fruits et légumes qui doivent y entrer ; par la même, auteur de divers ouvrages d'économie, d'arts et de sciences. Un vol. in 18, 1825. **2 fr. 50 c.**

Manuel de Physique, ou Élémens abrégés de cette science, mis à la portée des gens du monde et des étudians ; contenant l'exposé complet et methodique des propriétés générales des corps solides , liquides et aériformes, ainsi que des phénomènes du son ; suivi de la nouvelle Théorie de la lumière dans le système des ondulations, et de celle de l'électricité et du magnétisme réunis ; par M. *Bailly*, élève de MM. Arago, Biot. 2e édit. Un vol. in-18, 1825, orné de planch. **2 fr. 50 c.**

Manuel théorique et pratique du Peintre en bâtimens, du Doreur et du Vernisseur ; ouvrage utile, tant à ceux qui exercent ces arts qu'aux fabricans de couleurs, et à toutes les personnes qui voudraient décorer elles-mêmes leurs habitations, leurs appartemens, etc. ; par M. *J. Riffault*. Un vol. in-18, 1826. **2 fr. 50 c.**

Manuel de Perspective, du Dessinateur et du Peintre, contenant les Élémens de géométrie indispensables au tracé de la perspective, la perspective linéaire et aérienne, et l'étude du dessin et de la peinture, spécialement appliquée au paysage ; par M. *Vergnaud*, ancien élève de l'Ecole Polytechnique. Un vol. in-18, orné d'un grand nombre de planches, 1825. **3 fr.**

9

Manuel pratique des Poids et Mesures, des Monnaies et du Calcul décimal; 12ᵉ édition. Un gros vol. 1826. 3 fr.

Manuel du Praticien, ou Traité complet de la Science du Droit, mise à la portée de tout le monde, où sont présentées les instructions sur la manière de conduire toutes les affaires, tant civiles que judiciaires, commerciales et criminelles qui peuvent se rencontrer dans le cours de la vie, avec les formules de tous les actes, et suivi d'un Dictionnaire administratif abrégé; par M. D....., avocat à la Cour royale de Paris. Un gros volume in-18, de plus de 500 pages, 1825. 3 fr. 50 c.

Manuel du Tanneur, du Corroyeur et de l'Hongroyeur, contenant les procédés les plus nouveaux, toutes les découvertes faites jusqu'à ce jour, relativement à la préparation et à l'amélioration des cuirs, et généralement toutes les connaissances nécessaires à ceux qui veulent pratiquer ces arts; par M. *Chicoineau.* Un vol. orné de planches. 1825. 3 fr.

Manuel du Vétérinaire, contenant la connaissance générale des chevaux, la manière de les élever, de les dresser et de les conduire; la Description de leurs maladies et les meilleurs modes de traitement; des préceptes sur la ferrure; suivi de l'Art de l'équitation; par M. *Lebeaud.* Un vol. 1826. 3 fr.

Manuel complet, théorique et pratique, du Teinturier, comprenant l'art de teindre la laine, le coton, la soie, le fil, etc., ainsi que tout ce qui concerne l'*Art du Teinturier-Dégraisseur,* etc., etc.; Traité rédigé d'après les meilleurs ouvrages, et rendu d'une exécution facile pour toute personne qui désirerait s'occuper utilement de ces arts; par M. *Riffault,* ex-régisseur des poudres et salpêtres, etc., etc. Un gros vol. in-18, 1825. 3 fr.

Manuel théorique et pratique du Vigneron français, ou l'Art de cultiver la vigne, de faire les vins, les eaux-de-vie et vinaigres, contenant les différentes espèces et variétés de la vigne, ses maladies et les moyens de les prévenir; les meilleurs procédés pour faire, gouverner, perfectionner et conserver les vins, les eaux-de-vie et vinaigres, ainsi que la manière de faire, avec ces substances, toutes les liqueurs, de gouverner une cave, mettre en bouteilles, etc., etc.; enfin de profiter

avec avantage de tout ce qui nous vient de la vigne ;
suivi d'un coup d'œil sur les maladies particulières aux
vignerons ; par M. *Thiébaud de Bernéaud.* Un gros
volume in-18 ; 2ᵉ *édition*, 1826, orné de planches. 3 fr.

*Beaucoup d'autres ouvrages de la même Collection
sont sous presse.*

Extrait du Catalogue de RORET, *Libraire.*

L'Art de plaire et de fixer, ou Conseils aux femmes ;
par *Lami.* Un joli vol. in-18, orné de gravures. 3 fr.

L'Art de choisir une femme et d'être heureux avec elle,
ou Conseils aux hommes à marier ; par *Lami.* Un volume in-18, figure. 3 fr.

*L'Art de conserver et d'augmenter la Beauté, de corriger
et déguiser les imperfections de la nature ;* par *Lami.*
Deux jolis volumes in-18, ornés de gravures. 6 fr.

Cours de Thèmes pour les quatrième, troisième et seconde classes, à l'usage des colléges ; par M. Planche,
professeur de rhétorique au collége royal de Bour-
bon ; ouvrage recommandé pour les colléges par le
conseil royal de l'Université. 1 volume in-12, 1824,
cartonné. 1 fr. 50 c.

Graissinet (M.), ou Qu'est-il donc ? histoire comique,
satirique et véridique, publiée par Duval. 4 vol.
in-12, 1823. 10 fr.

Guide (*nouveau*) *de la politesse,* ouvrage critique et moral,
par *Emeric ; seconde édition,* 1822. Un vol. in-8. 5 fr.

Lettres sur les dangers de l'onanisme, et Conseils relatifs au traitement des maladies qui en résultent, par
Doussin-Dubreuil. 1 vol. in-12. 1 fr. 50 c.

Manuel des Justices de paix, ou Traité des fonctions et
des attributions des juges de paix, des greffiers et
huissiers attachés à leur tribunal , avec les formules
et modèles de tous les actes qui dépendent de leur
ministère ; auquel on a joint un recueil chronolo-
gique des lois, des décrets, des ordonnances du Roi,
et des circulaires et instructions officielles , depuis
1790 ; et un extrait des cinq Codes, contenant les
dispositions relatives à la compétence des justices
de paix ; par M. Levasseur, ancien jurisconsulte ;
cinquième édition. 1 gros vol. in-8, 1824. 7 fr.

dissolution saturée et filtrée de sel de saturne (acé-
tate de plomb); enfin, après avoir lavé le précipité,
on en forme des trochisques comme pour les autres
couleurs.

Le jaune d'antimoine. — Cette couleur, qui s'ex-
rait du métal qui porte ce nom (vraisemblablement,
pense, du peroxide d'antimoine ou acide antimoni-
(c), et qui tient le milieu entre les jaune de chrome
Naples, peut s'obtenir par le procédé qui suit :
iture à sec, et le plus complètement possible,
partie d'antimoine diaphorétique (composé
d'antimoine et de potasse), une partie et
de blanc de plomb (sous-carbonate de plomb),
partie de sel ammoniac (muriate d'ammo-
); on met ensuite ces trois substances, ainsi

on la pétrit dans l'eau chaude à pl
pour en faire sortir la couleur; la
ordinairement sale, on la jette; la
un bleu de première qualité; la troi
un moins précieux; la quatrième
moins précieux encore, et ainsi de s
fin de l'opération où le bleu qu'o
pâle qu'on le connaît sous le nom dé
tremer. On laisse déposer ces liqueu
tenir différens bleus, qui n'exigen
opération que de les broyer finemen
coup de propreté avant de les fair
opération est fondée sur la propriét
d'outremer d'être moins adhérent au
matières étrangères qu'il contient.

Manuel d'*Arpentage*, ou Instruction sur cet art et celui de lever les plans, par M. Lacroix, membre de l'Institut. 1 vol. orné de pl. 2 fr. 50 c.

Manuel d'*Arithmétique démontrée*, par M. Collin. 6e édit. 1 vol. 2 fr. 50 c.

Manuel d'*Astronomie*, par M. Bailly. 2 fr. 50 c.

Manuel *Biographique*, ou Dictionnaire historique abrégé des grands Hommes, par M. Jacquelin; revu par M. Noël. 2 gr. vol. 6 fr

Manuel du *Boulanger et du Meunier*, par M. Dessables. 1 vol. 2 fr. 50 c.

Manuel du *Brasseur*, ou l'Art de faire toutes sortes de bières, par M. Riffault. 1 v. 2 f. 50 c.

Manuel des *Habitans de la Campagne*. 1 v. 2 f. 50 c.

Manuel du *Chasseur et des Gardes-Chasses*, suivi d'un Traité sur la Pêche; par M. de Mersan. 1 vol. 3 fr.

Manuel de *Chimie*, par M. Riffault. 1 vol. 3 fr.

Manuel de *Chimie amusante*, par le même. 1 vol. 3 fr.

Manuel du *Cuisinier et de la Cuisinière*, par M. Cardelli. 1 vol. 2 fr. 50 c.

Manuel des *Demoiselles*, par madame Elisab. Celnart. 1 vol. orné de pl. 3 fr.

Manuel du *Distillateur-Liquoriste*, par M. Lebeaud. 1 vol. 3 fr.

Manuel du *Fabricant de Draps*, par M. Bonnet, anc. fabricant à Lodève. 1 v. 3 fr.

Manuel des *Gardes-Malades*, par M. Morin. 1 v. 2 fr. 50 c.

Le *nouveau Géographe manuel*, par M. Devilliers. 1 v. orné de 7 cartes. 3 fr. 50 c.

Manuel complet du *Jardinier*, dédié à M. Thouin; par M. Bailly. 2 vol. 5 fr.

Manuel du *Limonadier, du Confiseur et du Distillateur*, par M. Cardelli. 1 vol. 2 fr. 50 c.

Manuel des *Marchands de Bois et de Charbons*, suivi de nouveaux Tarifs du Cubage des bois, etc.; par M. Marié de l'Isle. 1 v. 3 fr.

Manuel de *Médecine et de Chirurgie domestiques*. 1 vol. 2 fr. 50 c.

Manuel de *Minéralogie*, par M. Blondeau. 1 v. 3 fr.

Manuel du *Naturaliste préparateur*, par M. Boitard. 1 vol. 2 fr. 50 c.

Manuel du *Parfumeur*, par madame Gacon-Dufour. 1 vol. 2 fr. 50 c.

Manuel du *Pâtissier et de la Pâtissière*. 2 fr. 50 c.

Manuel du *Peintre en bâtimens, du Doreur et du Vernisseur*, par M. Riffault. 1 vol. 2 fr. 50 c.

Manuel de *Perspective, du Dessinateur et du Peintre*, par M. Vergnaud. 3 fr.

Manuel du *Physique*, par M. Bailly. 1 vol. 2 fr. 50 c.

Manuel du *Praticien*, ou Traité de la science du Droit, par M. D..., avec. 3 fr. 50 c.

Manuel du *Tanneur, du Corroyeur, de l'Hongroyeur*, par M. Chicoineau. 3 fr.

Manuel du *Teinturier*, suivi de l'Art du Dégraisseur; par M. Riffault. 1 vol. 3 fr.

Manuel du *Vigneron français*, par M. Thiébaut de Bernéaud. 1 vol. 3 fr.